Hilfe aus der Natur

Die Homöopathie, eine ganzheitlich wirkende Heilmethode, eignet sich besonders gut für die Behandlung von Säuglingen, Klein- und Schulkindern. Homöopathische Arzneien »trainieren« und stärken die Selbstheilungskräfte, was gerade bei Kindern sehr wichtig ist, weil ihr Immunsystem sich erst entwickelt. Die Heilung geht über eine Linderung von Symptomen weit hinaus; auch seelische Beschwerden werden positiv beeinflußt.
Obwohl die in diesem Ratgeber empfohlenen Arzneimittel keine schädigenden Nebenwirkungen haben, müssen die angegebenen Grenzen der Selbstbehandlung immer beachtet werden.

Werner Stumpf

INHALT

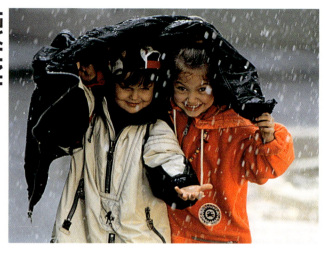

Nebenhöhlenentzündung (Sinusitis) ...20
Die passenden homöopathischen Mittel 20
Halsschmerzen,
Mandelentzündung 22
Die passenden homöopathischen Mittel 23
Akute Ohrentzündung 25
Die passenden homöopathischen Mittel 27
Erkältungshusten
(Akute Bronchitis) 28
Die passenden homöopathischen Mittel 29

INFORMATION

Was ist Homöopathie? 4
Das Arzneimittelbild – Wegweiser
zum richtigen Mittel 5
So entsteht die homöopathische
Arznei 5
Die homöopathische Behandlung 6
Die Wahl des Mittels 7
Die Arznei-Einnahme 9
Richtiger Umgang mit
Homöopathika 10
Die Grenzen der Selbstbehandlung ... 10

BEHANDLUNG

Erkältungskrankheiten 12
Leichte Erkältungen 13
Akute fieberhafte Erkältung
(Grippaler Infekt) 13
Die passenden homöopathischen
Mittel 14
Schnupfen 17
Die passenden homöopathischen
Mittel 18

Verdauungsstörungen 32
Bauchkrämpfe
(Blähungskoliken, Nabelkoliken) 33
Die passenden homöopathischen
Mittel 34
Übelkeit, Erbrechen 35
Die passenden homöopathischen
Mittel 37
Durchfall 39
Die passenden homöopathischen
Mittel 41
Verstopfung 42
Die passenden homöopathischen
Mittel 43

Erkrankungen der Haut 44
Die Chancen der homöopathischen
Behandlung 45
Kopfgrind
(Seborrhoische Dermatitis) 45
Die passenden homöopathischen
Mittel 46
Wundsein
(Windeldermatitis) 47
Die passenden homöopathischen
Mittel 48

INHALT

Mundschwämmchen (Soor) 49
Die passenden homöopathischen
Mittel 49
Nesselsucht, Quaddeln (Urticaria) 50
Die passenden homöopathischen
Mittel 51
Hitzepickel (Schweißfriesel) 52
Die passenden homöopathischen
Mittel 52
Lippenherpes (Herpes labialis) 53
Die passenden homöopathischen
Mittel 53
Nagelfalzentzündung
(Panaritium, Umlauf) 54
Die passenden homöopathischen
Mittel 54

Weitere häufige Beschwerden 56
Masern 57
Die passenden homöopathischen
Mittel 58
Windpocken 60
Die passenden homöopathischen
Mittel 61
Mumps (Ziegenpeter) 62
Die passenden homöopathischen
Mittel 63
Bettnässen 65
Bindehautentzündung
(Konjunktivitis) 66
Die passenden homöopathischen
Mittel 66
Blasenentzündung
(Harnwegsinfektion) 67
Die passenden homöopathischen
Mittel 69
Migräne, Kopfschmerzen 70
Polypen
(vergrößerte Rachenmandel) 71
Reisekrankheit 72
Die passenden homöopathischen
Mittel 73
Zahnungsbeschwerden 74

Die passenden homöopathischen
Mittel 74
Heimweh 76
Die passenden homöopathischen
Mittel 76
Eifersucht 77
Die passenden homöopathischen
Mittel 77
Schulangst, Lampenfieber 79
Die passenden homöopathischen
Mittel 79

Erste Hilfe im Notfall 81
Wunden 81
Verbrennungen, Verbrühungen oder
Sonnenbrand 83
Insektenstiche 84
Verstauchung und Verrenkung 84

ZUM NACHSCHLAGEN

Verzeichnis der Arzneimittel 86
Adressen, die weiterhelfen 92
Bücher, die weiterhelfen 92
Bezugsquellen 92
Sachregister 93

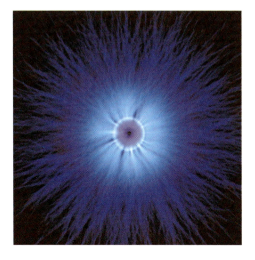

Was ist Homöopathie?

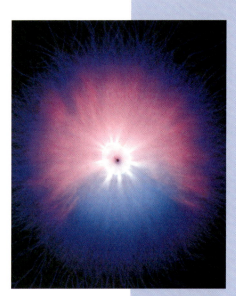

Die von dem deutschen Arzt Samuel Hahnemann (1755 bis 1843) begründete Homöopathie, das »Heilen mit Ähnlichem« (im Gegensatz zur »Allopathie«, dem Heilen mit entgegengesetzt Wirkendem) setzt beim Kranken einen wohldosierten Krankheitsreiz, durch den seine unvollständig arbeitenden Selbstheilungskräfte zu einer gezielten Abwehrleistung veranlaßt werden. Die Selbstheilungskräfte werden gestärkt, damit der Organismus zur Harmonie zurückfindet.

Das Arzneimittelbild – Wegweiser zum richtigen Mittel

Bei der homöopathischen Behandlung werden die Beschwerden (Symptome) der Patienten in umfangreichen Symptomensammlungen, den Arzneimittelbildern, zusammengefaßt, sie betreffen jedes Organsystem von Kopf bis Fuß und den Gemütsbereich des Menschen, sein Wesen.

»Similia similibus currentur« – Ähnliches möge Ähnliches heilen

Diese Arzneimittelbilder sind es, die bei der Mittelwahl bestimmend sind. Die Beschwerden des kranken Menschen müssen darin zu finden sein, seine seelischen, seine körperlichen und seine allgemeinen Beschwerden – Beschwerdenbild und Arzneimittelbild also müssen einander entsprechen. Manche Arzneimittelbilder umfassen nur 20 bis 30 Symptome, viele dagegen 2000 bis 3000.

Es gibt etwa 1500 homöopathische Arzneien.

So entsteht die homöopathische Arznei

Homöopathika entstammen vor allem dem Mineral-, dem Pflanzen- und dem Tierreich, aber auch homöopathisch aufbereitete chemische Stoffe und ebenso behandelte Bakterienstämme werden bei der Behandlung eingesetzt. Heute kennen wir etwa 1500 homöopathische Arzneien, von denen etwa 100 bis 200 regelmäßig genutzt werden.

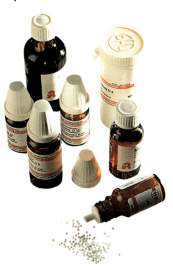

Durch das besondere Verfahren der Arzneiherstellung, die Potenzierung (Kraftentfaltung), gewinnt die Arznei an Wirkungskraft und Wirkungsbreite. Selbst giftige Substanzen, homöopathisch aufbereitet, können von einer bestimmten Potenz an als Arznei nicht giftig wirken.

Bei der homöopathischen Aufbereitung, der Potenzierung, wird ein Tropfen der Urtinktur der jeweiligen Substanz mit neun Tropfen Alkohol gemischt, die Mischung wird geschüttelt – es entsteht die Potenzierung D1. Dieser Mischung wird wiederum ein Tropfen entnommen, der mit neun Tropfen Alkohol verdünnt und mit

Potenzbezeichnung im Arzneinamen
»D« steht für die Verdünnung im Verhältnis 1:10,
»C« steht für die Verdünnung im Verhältnis 1:100,
»LM« oder »Q«-Potenzen stehen für die Verdünnung im Verhältnis 1:50.000.

Was ist Homöopathie?

10 Schüttelschlägen versehen wird – es entsteht die Potenzierung D2. Auf diese Weise wird weiter potenziert – D3, D10, D30 und so fort.

Aufgrund der Potenzierung überträgt sich etwas vom Wesen der Urtinktur auf den Verdünnungsstoff, die Trägersubstanz. Potenzierung bedeutet somit, daß Stoffliches Schritt für Schritt in etwas Unstoffliches umgewandelt wird – in Energie und Information, gespeichert in der Trägersubstanz (Alkohol, Milchzucker). Als Information und Energie setzen homöopathische Mittel dann ihre ungiftigen Krankheitsreize.

Homöopathische Mittel heilen die Beschwerden des kranken Menschen auf einer anderen Ebene, als es die uns besser bekannten grobstofflichen Substanzen tun.

Die homöopathische Behandlung

Ein »klassischer Homöopath«, also ein in Homöopathie ausgebildeter Heilpraktiker oder ein Arzt mit dieser Ausbildung, der nach den Heilprinzipien von Hahnemann arbeitet, verschreibt keine Arzneigemische, sondern in der Regel nur eine Arznei, deren Wirkung er genau beobachtet, ehe er die Behandlung weiterführt. Er bezieht feinste Ausprägungen im Beschwerdenbild des Kranken und ganzheitliche Zusammenhänge in die Behandlung ein.

Laboruntersuchungen und andere diagnostische Verfahren spielen in der Homöopathie eine eher untergeordnete Rolle.

Beschwerden und Erkrankungen werden bestimmt vom körperlichen, seelischen und allgemeinen Befinden des kranken Menschen sowie von seinem Wesen. Jeder Krankheitsprozeß ist der Versuch des Organismus, die Harmonie der Lebenskräfte wieder herzustellen, seine Gesundheit zu erhalten.

Homöopathie ist eine schonende Behandlungsweise auch und vor allem für Kinder.

Mit dem homöopathischen Mittel wird der ganze Mensch behandelt, es wird ein »Krankheitsreiz« gesetzt, der die Selbstheilungskräfte aktiviert und ihn darin unterstützt, zurückzufinden zur Harmonie seiner Lebenskräfte, die Gesundheit bedeutet.

Bei akuten Erkrankungen, einer Mandelentzündung etwa, wird die Mittelwahl bestimmt von den kurz vor oder während der Krankheit aufgetretenen allgemeinen Befindlichkeitsstörungen und den örtlichen akuten Beschwerden.

Nicht akute Krankheiten dagegen sind tief in der Konstitution des Menschen verwurzelt – als ererbte oder erworbene Krankheitsneigung, als krankheitsbedingende Organschwäche oder als genetischer, also ererbter Defekt. Eine Arznei, die in diesen Fällen helfen

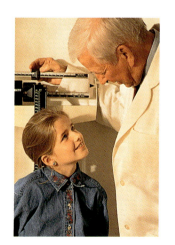

kann, muß von tiefgreifender Wirkung sein. Viele Beschwerden sind nur mit Hilfe einer Konstitutionsbehandlung zu heilen. In den Erläuterungen der Beschwerden und Erkrankungen finden Sie immer wieder Hinweise, die Sie auf diese Möglichkeit aufmerksam machen.

Diese besondere Art der Behandlung, die nur von einem klassischen Homöopathen durchgeführt werden kann, wird als Konstitutionsbehandlung bezeichnet.

Selbstbehandlung mit homöopathischen Mitteln
Mit homöopathischen Mitteln können Sie die akuten Beschwerden und Erkrankungen Ihres Kindes auf natürliche und sanfte Weise behandeln. Voraussetzung dafür ist, daß Sie sich sorgfältig mit dem Wesen und der Wirkweise der Homöopathie auseinandersetzen – und dies möglichst, bevor Sie sich in einer akuten Situation befinden, in der Sie gezielt handeln müssen.

Die Wahl des Mittels
Alle Beschwerden sind in speziell für dieses Buch zusammengestellten Arzneimittelbildern genau erläutert – Sie finden darin örtliche Krankheitszeichen ebenso wie Veränderungen im Allgemeinbefinden und im Gefühlsleben des Kindes. Lassen Sie sich Zeit mit der Mittelwahl, vergleichen Sie die Arzneimittelbilder miteinander und versuchen Sie, Übereinstimmungen mit den Beschwerden Ihres Kindes zu erkennen.
Die Ähnlichkeit zwischen Beschwerden- und Mittelbild besteht nicht erst dann, wenn fast alle Symptome einander entsprechen; allerdings reicht die Übereinstimmung in nur einem Symptom auch nicht aus. Um das richtige Mittel über die Ähnlichkeit von Arzneimittel- und Beschwerdenbild herauszufinden, brauchen Sie etwas Gespür. Beobachten Sie Ihr Kind sorgfältig und aufmerksam.
Im Idealfall lesen Sie drei oder vier Arzneimittelbilder und können in einem von ihnen sofort eine Übereinstimmung mit den Beschwerden Ihres Kindes feststellen. Vielleicht aber finden Sie in zwei Arzneimittelbil-

So hilft Ihnen dieses Buch
Zur Behandlung der häufigsten akuten Erkrankungen von Säuglingen, Klein- und Schulkindern finden Sie in diesem Buch eine Auswahl jeweils passender Mittel. Die einzelnen Beschwerdenkomplexe sind in eigenen Kapiteln zusammengestellt. Stets finden Sie die genauen Beschreibungen der Beschwerden und der entsprechenden Mittel.

Die homöopathische Behandlung ist zwar die »gesündeste« Art, Beschwerden zu heilen, aber nicht unbedingt die einfachste.

dern die Beschwerden Ihres Kindes dargestellt – entscheiden Sie sich dann für das Arzneimittel, in dessen Bild die etwas größere Ähnlichkeit mit den Beschwerden zu erkennen ist. Geben Sie das Mittel Ihrer Wahl dann dreimal; stellt sich keine Besserung ein, wählen Sie das andere Mittel. Ein Versuch dieser Art ist jedoch nur dann statthaft, wenn die Beschwerden des Kindes nicht zu baldiger Hilfe drängen.

In diesem Buch kann nur eine Auswahl von Arzneien angeboten werden

Finden Sie in keinem Arzneimittelbild die Beschwerden Ihres Kindes, fragen Sie bitte einen Therapeuten um Rat.

Bei der Erläuterung der Beschwerden finden Sie immer wieder Hinweise, wann ein Arzt oder klassischer Homöopath zu Rate zu ziehen ist. Bitte nehmen Sie diese Hinweise ernst und folgen Sie ihnen.

Die richtige Dosierung

Wie ein Mittel zu dosieren ist, habe ich Ihnen jeweils im Zusammenhang mit den Arzneimittelbildern angegeben, bitte halten Sie sich daran. Geben Sie das gewählte Mittel so lange, bis Ihr Kind wieder gesund ist.

Die Verabreichung einer homöopathischen Arznei muß dem Krankheitsprozeß angepaßt werden – wiederholen Sie die Arzneigabe erst dann, wenn die Wirkung der vorherigen Gabe nachzulassen beginnt.

Globuli (Streukügelchen)

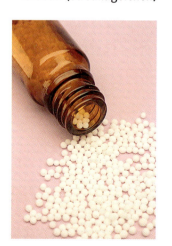

War das Mittel richtig?

Bei akuten Beschwerden können Sie in der Regel bald nach der dritten Arzneigabe (also nach einer halben oder ein bis zwei Stunden) eine Besserung im Befinden Ihres Kindes feststellen. Konzentrieren Sie aber bitte Ihre Beobachtungen nicht nur auf äußere Symptome. Wenn Ihr Kind ruhiger, ausgeglichener oder auch aktiver wird, mehr Appetit und Durst bekommt, sind dies Zeichen dafür, daß die Krankheit zurückgeht – selbst wenn beispielsweise Schnupfen oder Bauchschmerzen noch nicht besser geworden sind.

Tritt nach der dritten Arzneigabe jedoch keine offensichtliche Besserung ein, war die Arznei in der Regel falsch gewählt – falls Sie aber inzwischen Ähnlichkeiten der Beschwerden mit einem anderen Arzneimittelbild erkennen, wählen Sie die zweite Arznei, die Sie

Ihrem Kind in der angegebenen Dosierung verabreichen. Während der Einnahme einer Arznei kommt es bei akuten Erkrankungen nur in sehr seltenen Fällen zu einer kurzzeitigen Verschlimmerung der Beschwerden, zu einer Erstverschlimmerung. Es handelt sich dabei um eine Heilreaktion.

Es kann auch geschehen, daß ein Mittel zunächst eine leichte Veränderung bringt, die auf weitere Besserung hoffen läßt – die Besserung aber nicht eintritt. Das passiert dann, wenn das Mittel weder ganz falsch noch ganz richtig war. Die Arznei hat gerade soviel Ähnlichkeit mit der Erkrankung, daß sie leicht auf den Organismus einwirkt, ihr Krankheitsreiz ist aber nicht so dosiert, daß er die Selbstheilungskräfte ausreichend aktiviert. Dabei überlagert der neue Reiz, der von der Arznei gesetzt wird, die Krankheit, die behandelt werden soll. Dadurch wird zum einen ihre Symptomatik eine Zeitlang abgeschwächt oder verändert, zum anderen muß sich der Organismus nun mit dem neuen Krankheitsreiz »herumschlagen«, was ihn natürlich belastet.

Wenn Sie keine deutliche Besserung im Befinden Ihres Kindes erkennen können, beenden Sie die Arzneigabe und warten mindestens einen halben Tag, bis Sie aufgrund einer veränderten Symptomatik ein anderes Mittel wählen können – vorausgesetzt, die Beschwerden Ihres Kindes drängen nicht zu baldiger Hilfe.

Mittel-Wechsel?
Wenn die ursprünglichen Beschwerden verschwinden und, durch den Krankheitsverlauf bedingt, neue auftreten, kann bis zu einer endgültigen Heilung einer Krankheit die Einnahme einer zweiten Arznei nötig werden. Anhand des dann neuen Beschwerdenbildes können Sie zu einem anderen Mittel finden. Wenn Sie noch keine oder wenig Erfahrung mit der Selbstbehandlung haben und sich unsicher fühlen, sollten Sie sich in diesem Fall an einen erfahreren Homöopathen wenden.

Die Arznei-Einnahme
Geben Sie ein Homöopathikum nicht unmittelbar vor oder nach dem Essen; die Mundschleimhaut sollte frei

Unterbrechen Sie bei Erstverschlimmerung die Einnahme so lange, bis die Beschwerden auf ihr ursprüngliches Maß zurückgegangen sind.

Bei der Wahl eines zweiten Mittels warten Sie bitte ab, bis klare Symptome auftreten

Andere Medikamente
Alle Medikamente, die in anderem Zusammenhang verschrieben worden sind, müssen Sie Ihrem Kind weitergeben. Geben Sie jedoch die ärztlich verordneten Medikamente bitte nicht gleichzeitig mit dem Homöopathikum.

Homöopathika gibt es in homöopathisch ausgerichteten Apotheken.

sein von fremdem Geschmack.
Ihr Kind läßt die Kügelchen oder die Tabletten einfach auf der Zunge zergehen oder lutscht sie, Babys legen Sie die Kügelchen unter die Zunge; so kann die Substanz von der Mundschleimhaut aufgenommen werden. Muß das Kind andere Medikamente einnehmen, kommt es zwar nicht zu Unverträglichkeitsreaktionen, aber es ist möglich, daß das homöopathische Mittel in seiner Wirkung abgeschwächt wird.

Richtiger Umgang mit Homöopathika
Die Mittel, die ich Ihnen empfehle, können Sie rezeptfrei – und bitte in der angegebenen Potenzierung – in der Apotheke bekommen.
Homöopathika sind preiswert und, wenn sie kühl, trocken und dunkel aufbewahrt werden, über viele Jahre haltbar.
Damit Sie die notwendige Arznei immer gleich zur Hand haben, ist die Anschaffung einer homöopathischen Hausapotheke empfehlenswert.
Alle Mittel gibt es in verschiedenen Darreichungsformen; die Wirkung ist stets dieselbe. Sie erhalten Tabletten, Tropfen, Globuli (Streukügelchen) oder eine Trituration (Pulver) – eine Tablette entspricht 5 Globuli oder 5 Tropfen. Da Tropfen einen hohen Alkoholgehalt haben, sollten Sie Ihrem Kind nur Globuli oder Tabletten verabreichen.

Die Grenzen der Selbstbehandlung mit homöopathischen Mitteln
Sie sollten Ihr Kind nur dann mit homöopathischen Mitteln selbst behandeln, wenn Sie sich der dazu notwendigen Voraussetzungen bewußt sind und einige wichtige Regeln beachten:
- Sie führen eine homöopathische Behandlung Ihres Kindes in eigener Verantwortung durch. Die dafür notwendigen Anleitungen, die ich Ihnen in diesem Ratgeber gebe, sollten Sie sorgfältig befolgen.

Das Arzneimittelbild 11

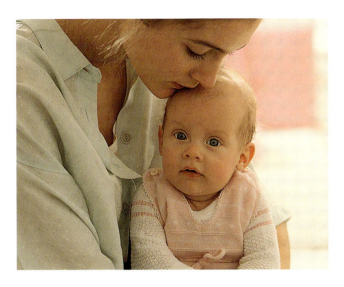

Die Beschwerden Ihres Kindes müssen Sie sehr sorgfältig beobachten!

- Sie müssen die Beschwerden Ihres Kindes erkennen und den Arzneimittelbildern zuordnen können – was Achtsamkeit und genaue Beobachtung voraussetzt.
- Stets sind Entstehung und Entwicklung akuter Beschwerden ausführlich dargestellt. Bitte lesen Sie diese Erläuterungen, die Ihnen helfen, Beschwerden in größerem Zusammenhang zu verstehen, sorgfältig jeweils vor der Mittelwahl.
- Bestehen die Beschwerden Ihres Kindes trotz Behandlung weiter oder nehmen sie gar zu, brechen Sie bitte die Behandlung rechtzeitig ab und stellen Ihr Kind einem erfahrenen Homöopathen vor.
- Wenn Sie in irgendeiner Weise unsicher sind, die Beschwerden Ihres Kindes einem Arzneimittelbild nicht zuordnen können, wenden Sie sich bitte an einen erfahrenen Homöopathen (Adressen Seite 92).

Zum Homöopathen

Erkältungs- krankheiten

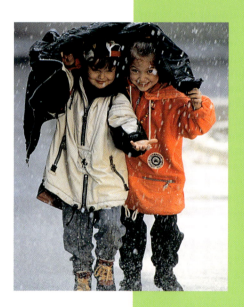

Kinder sind besonders anfällig für Erkältungskrankheiten, denn ihr Immunsystem muß erst lernen, sich mit den zahlreichen Krankheitserregern auseinanderzusetzen. Je nach Abwehrkraft rufen eindringende Bakterien oder Viren eine leichte bis schwere Erkältung hervor. Die Schleimhäute im Hals-Nasen-Rachenraum werden heiß und rot und schwellen an. Es kommt zu Schnupfen, Halsweh und Husten, die oft begleitet sind von Kopfweh, Fieber, Ohren- oder Gliederschmerzen.

Leichte Erkältungen

Bei einer leichten Erkältung – Ihr Kind hat etwas Schnupfen, Husten oder Halsweh, fühlt sich aber nicht krank – ist es nicht immer sinnvoll und notwendig, gleich ein homöopathisches Mittel zu geben, vor allem dann nicht, wenn sich aufgrund weniger, unauffälliger Symptome kein eindeutiges Mittelbild ergibt.
Dann ist es besser, erst einmal abzuwarten und ihm mit bewährten Hausmitteln zu helfen, etwa mit einer Kamillendampf-Inhalation, einem Lindenblüten-Tee, einem Halswickel oder einer Rotlichtbestrahlung.
Leidet Ihr Kind häufig unter Schnupfen, Halsentzündungen oder Husten, so daß Sie es nur selten beschwerdefrei erleben, empfiehlt sich eine Konstitutionsbehandlung (Seite 7), die seinem geschwächten Immunsystem hilft, sich von der chronischen Erkältungsneigung zu befreien.

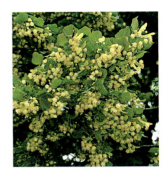

Lindenblüten-Tee ist ein bewährtes Hausmittel.

Konstitutions-behandlung

Akute fieberhafte Erkältung (Grippaler Infekt)

Der grippale Infekt beginnt oft plötzlich mit mäßigem bis hohem Fieber, Frösteln oder Kälteschauern, Halsschmerzen, Heiserkeit und trockenem Husten, Schnupfen, Kopf- und Gliederschmerzen und geschwollenen Lymphknoten; gelegentlich kommen Bauchschmerzen und Erbrechen hinzu.
Am sichersten und genauesten messen Sie die Körpertemperatur im After (rektal) oder unter der Zunge (oral), wo das Thermometer allerdings etwa eine Minute bei geschlossenem Mund liegen bleiben muß. Zusätzliche bakterielle Infektionen können eine Mittelohrentzündung, manchmal eine Lungenentzündung verursachen. In seltenen Fällen entwickelt sich eine Entzündung der Gelenke (rheumatisches Fieber), eine Hirnhautentzündung (Meningitis) oder einer Gehirnentzündung (Enzephalitis).
Ein grippaler Infekt bei Kindern ist häufig auch das Vorstadium einer Kinderkrankheit, etwa Masern, Mumps oder Scharlach. Prüfen Sie, ob Symptome dieser Krankheitsbilder vorliegen.

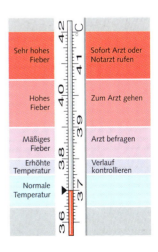

Erkältungskrankheiten

Zum Arzt

Gehen Sie umgehend zu Ihrem Kinderarzt/ Homöopathen
• wenn Ihr Kind jünger ist als sechs Monate.
• wenn ausgeprägte Muskel- und Gelenkschmerzen mit heißen Gelenkschwellungen auftreten (Verdacht auf rheumatisches Fieber).
• wenn sich Atembeschwerden mit geräuschvollem, schwerem, schnellem oder keuchendem Atem einstellen (Verdacht auf Lungenentzündung).
• wenn Sie unsicher sind im Hinblick auf Schwere oder Verlauf der Krankheit.

Bringen Sie Ihr Kind umgehend ins Krankenhaus
• wenn zu den Symptomem starke Kopfschmerzen, verbunden mit hohem Fieber, Nackensteifigkeit und/oder nach hinten überstrecktem Körper, Krämpfe oder Zuckungen (auch einzelner Körperteile), hinzukommen oder wenn Ihr Kind mit dem Kopf hin- und herrollt (Verdacht auf Hirnhautentzündung = Meningitis, oder Gehirnentzündung = Enzephalitis).

Die passenden homöopathischen Mittel

Dosierung

Dosierung für alle folgenden Mittel: 3mal je 5 Globuli im Abstand von 30 Minuten. Eine Stunde abwarten. Bei Besserung nach Bedarf etwa alle zwei Stunden je 5 Globuli.

Trockene, sehr heiße Haut. Heißes rotes Gesicht:

Aconitum (Eisenhut)

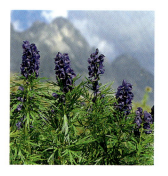

Aconitum D12 Plötzlich einsetzendes Fieber, meist abends oder nachts. Nach anfänglich starkem Frieren schnell ansteigende Temperatur. Der Organismus reagiert heftig. Großer Durst auf kalte Getränke. Ihr Kind wirkt rastlos, angespannt und ängstlich. Weitere mögliche Beschwerden: Brennend heißes Gefühl in der Nase. Heftige Kopfschmerzen. Heftige Ohrenschmerzen. Brennende Halsschmerzen.

Belladonna D12 Plötzlich einsetzendes Fieber, meist nachmittags, abends oder nachts. Hohe Temperatur. Kopf rot und heiß. Überempfindlich gegen Licht, Geräusche, Bewegung oder Berührung. Ihr Kind wirkt benommen und schläfrig oder aber aufgeregt. Es hat wirre Phantasien. Meist durstlos, manchmal wünscht es sich Limonade oder Zitronensaft.

Weitere mögliche Beschwerden: Vorwiegend rechtsseitig pulsierende, klopfende Kopfschmerzen. Nasennebenhöhlen-Entzündung. Heftige Ohrenschmerzen. Halsschmerzen. Mandelentzündung. Bauchschmerzen.

Glühend heißer Körper. Hände und Füße sind eiskalt

Bryonia D12 Ausgeprägter Fieberfrost. Temperatur steigt langsam an. Ihr Kind will ruhig im Bett liegen, mag keine Bewegung und keine Unterhaltung, kann mürrisch und abweisend wirken. Verlangt etwas und weist es wieder zurück. Beschwerden werden oft schon durch die geringste Bewegung verschlimmert. Liegen oder Druck auf den schmerzhaften Bereich bessert. In Fieberphantasien will es nach Hause gebracht werden, obwohl es in seinem Bett ist. Sehr trockene Schleimhäute, vor allem im Mund. Spröde, eingerissene Lippen. Großer Durst auf viel Kaltes.

Sich langsam entwickelnde Symptome. Will seine Ruhe, ist mürrisch

Weitere mögliche Beschwerden: Heftige, berstende Kopfschmerzen. Sehr trockener, harter Stuhl oder Verstopfung. Trockener, schmerzhafter Husten. Gelenkschmerzen. Harter, gespannter Bauch mit Bauchschmerzen.

Chamomilla D12 Ihr Kind fühlt sich sehr heiß an; heißer Kopfschweiß. Durstig auf Kaltes. Fährt aus dem Schlaf hoch, wirft sich unruhig hin und her. Extrem

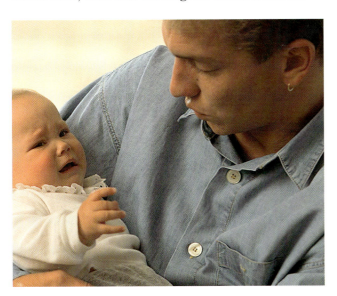

Auch die Stimmung des Kindes ist wichtig bei der Wahl des Arzneimittels.

schmerzempfindlich und unleidlich. Jähzornig, ungeduldig, unruhig, nichts können Sie ihm recht machen. Weinen steigert sich zu schrillem Schreien. Das kleine Kind beruhigt sich erst, wenn es auf den Arm genommen und herumgetragen wird.

Extrem schmerzempfindlich und unleidlich

Weitere mögliche Beschwerden: Bauchschmerzen mit kolikartigen Krämpfen, aufgetriebener, gespannter Bauch. Durchfall. Ohrenschmerzen. Halsentzündung.

Ferrum phosphoricum D12 Mal ist das Gesicht blaß, mal sind die Wangen gerötet. Möglicherweise kommt es bei Fieberbeginn zu Nasenbluten. Haut heiß und trocken. Geringer Durst. Am ehesten geeignet für etwas blasse, blutarm (anämisch) wirkende Kinder, die sich leicht erkälten. Sie sind nervös, empfindsam, erröten schnell.

Mäßiges bis hohes Fieber ohne deutliche Symptome wie bei den anderen Mitteln

Weitere mögliche Beschwerden: Halsschmerzen. Bronchitis. Magenschmerzen. Ohrenentzündung.

Gelsemium D12 Frösteln. Frostschauer steigen die Wirbelsäule hoch. Kalte Hände und kalte Füße, dabei heißes Gesicht. Hitze vor allem an Kopf und Gesicht. Durstlos. Sein Zustand hat sich langsam entwickelt. Ihr Kind wirkt matt, schläfrig, benommen, möchte ungestört sein. Von kleinen Anstrengungen schnell erschöpft, zittrige Schwäche. Die Augenlider sind schwer, hängen halb über den Augen.

Schüttelfrost und Zähneklappern

Weitere mögliche Beschwerden: Kopfschmerzen, beginnend im Hinterkopf oder im Nacken. Gliederschmerzen.

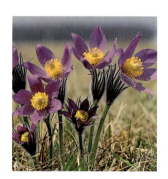

Pulsatilla (Küchenschelle)

Pulsatilla D12 Durstlos. Leckt sich häufig die Lippen. Angeschwollene Venen. Sehr auffällig ist die Stimmungslage Ihres Kindes: Es will ständig bei Ihnen sein, von anderen aber nichts wissen. Weint und jammert wegen jeder Kleinigkeit. Wird ungeduldig und scheint zu verzweifeln.

Äußere Wärme wird nicht vertragen

Eventuell Übelkeit. Bauchschmerzen. Ohrenschmerzen. Schnupfen. Husten. Bindehautentzündung.

Nux vomica D12 Fieber mit ständigem Frösteln. Wird auch an der Heizung, mit einer Wärmflasche oder vielen Decken nicht warm. Heftiges Niesen, blaue

Fingernägel. Überempfindlich und schnell reizbar, sehr ungeduldig und ärgerlich. Kann keinen Lärm ertragen. Weitere mögliche Beschwerden: Berstende Kopfschmerzen am Hinterkopf. Schnupfen. Bauchschmerzen. Muskelverspannungen. Gliederschmerzen. Rückenschmerzen.

Rhus toxicodendron D12 Ihr Kind fröstelt. Kälteschauer werden von trockenem Hüsteln begleitet. Durst, vor allem auf kalte Milch. Die Zunge ist belegt bis auf die rote Zungenspitze. Fieberbläschen an den Lippen. Unruhiger Schlaf, wälzt sich hin und her. Gähnt, streckt sich. Fühlt sich steif und wie zerschlagen, muß sich trotzdem dauernd bewegen und findet keine bequeme Lage.
Weitere mögliche Beschwerden: Heftige Glieder- und Rückenschmerzen. Steifer Hals.

Trotz brennender Hitze fröstelt Ihr Kind

Ruhelos. Unruhiger Schlaf. Starke Gliederschmerzen

Schnupfen

Viele Erkältungen beginnen mit einem Schnupfen. Eingedrungene Erreger haben eine Entzündung der Nasenschleimhaut ausgelöst. Sie schwillt an und produziert vermehrt Sekret, gleichzeitig wird sie stärker durchblutet, damit Abwehrzellen schneller am »Ort des Geschehens« wirken können. So entsteht die lästige, für den Organismus aber sinnvolle Verstopfung der Nase.
Verwenden Sie Nasentropfen aus diesem Grund bitte nur dann, wenn Ihr Kind nachts seiner verstopften Nase wegen nicht in den Schlaf findet. Nasentropfen verengen die Blutgefäße der Nasenschleimhaut und stören dabei den Selbstheilungsprozeß.
Sobald die Wirkung der Tropfen nach einigen Stunden nachläßt, schwillt die Nasenschleimhaut stärker an als zuvor, Ihr Kind leidet noch mehr unter den Schnupfenbeschwerden.
Wenn Ihr Kind immer wieder unter Schnupfen, eventuell mit chronischer Entzündung der Nasennebenhöhlen (Sinusitis, Seite 20), leidet, lassen Sie es konstitutionell behandeln (Seite 7).

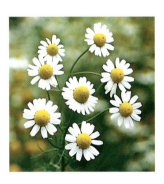

Kamille (Chamomilla) beruhigt die Schleimhäute.

Konstitutionsbehandlung

Begleitende Maßnahmen
Eine Inhalation mit einem Kamillendampfbad hilft, die entzündeten Schleimhäute zu beruhigen. Lassen Sie dabei Ihr Kind der Verbrühungsgefahr wegen niemals unbeaufsichtigt.

Die passenden homöopathischen Mittel

Dosierung

Dosierung für alle folgenden Mittel: 3mal je 5 Globuli in Abständen von einer Stunde. Danach alle zwei Stunden 5 Globuli. Eine Besserung, vor allem des Allgemeinbefindens, muß am folgenden Tag eingetreten sein. Dann weiter mit 3mal täglich 5 Globuli.

Wichtiges Mittel für das frühe Stadium eines Schnupfens

Aconitum D12 Die Beschwerden entwickeln sich plötzlich: Ihr Kind klagt über Kribbeln und ein trockenes, heißes Gefühl in der Nase. Dabei muß es häufig niesen. Klares, wäßriges, heißes Sekret. Mögliche Auslöser: trockenes, kaltes Wetter oder kalter Wind.

Äußerst fröstelig, ungeduldig und gereizt

Nux vomica D12 Ihrem Kind wird sogar zugedeckt oder in der Nähe der Heizung nicht warm. Vor allem morgens beim Aufstehen muß es häufig niesen; dann fließt auch reichlich wäßriger Schleim aus der Nase. Es klagt über einen rauhen, kratzigen Hals. Ihr Kind reagiert empfindlich auf Geräusche und Licht.

Große Mengen wäßrigen oder eiweißartigen Nasensekrets

Natrium chloratum D12 Zu Beginn heftige Niessalven. Nasenflügel und Oberlippe werden wund. Ihr Kind kann kaum noch etwas schmecken und riechen. Es hat möglicherweise Kopfschmerzen und tränende Augen. Die Lippen sind sehr trocken und rissig, häufig bilden sich während der Erkältung Herpesbläschen.

Blaß, sehr fröstelig

Arsenicum album D12 Ihr Kind ist unruhig, ängstlich und ungewöhnlich erschöpft. Es sucht die Wärme der Heizung, braucht warme Decken und verlangt nach warmen Getränken, die es in kleinen Schlucken trinkt. Das Nasensekret ist scharf und macht die Haut wund.

Scharfe Absonderungen, die Nasenlöcher und Oberlippe wund machen

Cepa D12 Entzündete und brennende Augen wie beim Zwiebelschneiden, aber milder Tränenfluß. Im Freien geht es Ihrem Kind besser.
Eventuell Husten, Heiserkeit, Kopfweh.

Euphrasia D12 Klarer Fließschnupfen. Ihr Kind ist lichtempfindlich und muß häufig blinzeln. Im Freien sind die Beschwerden deutlich schlimmer. Die Nase läuft vor allem am Morgen.

Augenentzündung mit scharfem Tränenfluß und brennenden Augen

Dulcamara D12 Reichlicher Schnupfen mit dickem, gelbem Schleim. Auch blutige Krusten können sich bilden. Ihr Kind möchte es warm haben, denn sobald es an die frische Luft oder in den kalten Regen kommt, verstopft die Nase völlig. Bei fast jeder Erkältung sind die Augen entzündet, tränen oder verkleben.

Folgen von Durchnässung und Verkühlung nach dem Schwitzen

Pulsatilla D12 Ihr Kind ist weinerlich, empfindlich und mag am liebsten in Ihrer Nähe sein. Dabei jammert es mal über dies, mal über das – seine Beschwerden wechseln ständig. In der Nacht, im warmen Zimmer oder durch die Bettwärme leidet es vor allem unter einer verstopften Nase. Es strampelt sich häufig frei, will die Fenster offen haben oder möchte lieber an der frischen Luft sein, obwohl ihm fröstelig ist. Beim Hinlegen und nachts verschlimmern sich die Beschwerden; vor allem morgens, beim Aufstehen, läuft dicker, milder, gelbgrüner Schleim aus der Nase. Es hat trockene Lippen, aber überhaupt keinen Durst.

Das Kind weint, jammert, will ständig Aufmerksamkeit

Die folgenden Mittel sind vor allem geeignet bei Säuglingsschnupfen
Lycopodium D12 Stockschnupfen mit ständig verstopfter Nase. Die Verstopfung ist in der Nacht und gegen Morgen am schlimmsten, wenn sich viel Schleim angesammelt hat.
Sie müssen die Nase Ihres Babys oft absaugen, denn von alleine fließt nichts ab. Der Schleim ist gelb-grün und sehr dickflüssig. Beim Saugen oder Trinken hat das Baby Schwierigkeiten zu atmen und weint oder schreit, weil es Hunger hat.

Beinahe ständiges Schniefen und Schnüffeln

Sambucus D12 Verstopfte Nase. Ihr Baby muß beim Trinken die Brust oder den Sauger immer wieder loslassen, um Luft zu holen. Nachts wacht es auf, weil es durch seine verstopfte Nase nicht atmen kann. Es muß häufig schniefen und schwitzt sehr.

Trockener Schnupfen ohne Schleimbildung

Reizbare Stimmung

Nux vomica D12 In der Nacht hat Ihr Baby eine trockene, verstopfte Nase und muß deshalb durch den offenen Mund atmen. Frühmorgens beginnt das Nasensekret zu fließen, dann ist die Nase stark verklebt. Ihr Kind fühlt sich schlechter in kalter Luft oder bei offenem Fenster.

Nebenhöhlenentzündung (Sinusitis)

Während eines Schnupfens können sich die Nebenhöhlen entzünden – Hohlräume im Oberkiefer und in der Stirn, die mit der Nasenhöhle in Verbindung stehen und mit derselben Schleimhaut ausgekleidet sind. Bei Kleinkindern sind die Nebenhöhlen noch nicht fertig ausgebildet, an einer Sinusitis erkranken deshalb in erster Linie Kinder vom Schulalter an. Das Kind klagt über ein Druckgefühl und Schmerzen in der Stirn über der Nasenwurzel, in den Augenhöhlen oder in den Wangenknochen. Auch Kopfschmerzen können auftreten. Häufig sind die Gesichtsknochen empfindlich gegen Druck oder Berührung. Beim Schneuzen sondert das Kind grünlich-gelben, oft zähen oder dicken Schleim ab. Rechtzeitig behandelt, klingt eine akute Nebenhöhlenentzündung in drei bis fünf Tagen ab. Suchen Sie Ihren Homöopathen auf, wenn Ihr Kind immer wieder unter Schnupfen mit chronischer Nebenhöhlenentzündung leidet. Diese Schwäche läßt sich mit einer Konstitutionsbehandlung (Seite 7) oft beheben.

Konstitutionsbehandlung

Immer sehr beruhigend für die Schleimhäute: Ein Kopfdampfbad mit Kamille.

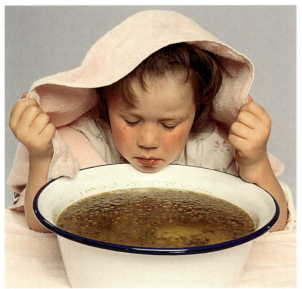

Begleitende Maßnahmen
Lassen Sie Ihr Kind zweimal täglich Kamillendampf inhalieren – der Verbrühungsgefahr wegen dabei aber bitte niemals allein lassen.

Die passenden homöopathischen Mittel

Dosierung für alle folgenden Mittel: 3mal je 5 Globuli in Abständen von einer Stunde. Danach alle zwei Stunden 5 Globuli. Eine Besserung – vor allem des Allgemeinbefindens – muß am folgenden Tag eingetreten sein. Dann weiter mit 3mal täglich je 5 Globuli.

Kalium bichromicum D12 Ihr Kind empfindet einen drückenden Schmerz und ein unangenehmes Völlegefühl über der Nasenwurzel, die durch Berührung schlimmer werden. Drückende Schmerzen auch über der rechten Augenhöhle. Die Nase ist meistens von dicken Schleimpfropfen verstopft. Das gelb-grüne Sekret kann in Fäden aus der Nase gezogen werden.

Ausgesprochen zähes, gelb-grünes Sekret

Cinnabaris D6 Ihr Kind hat starke Kopfschmerzen in der Stirn, die besser werden, wenn es die Hände gegen den Kopf drückt. Die Schmerzen können bis zu den Schläfen ausstrahlen. Ihr Kind klagt über ein eigenartiges Druckgefühl auf den Nasenknochen, als hätte es eine Brille getragen, oder es hat das Gefühl, ein kalter, metallischer Gegenstand würde auf seine Nasenwurzel gedrückt. Es schneuzt dicke Klumpen schmutziggelben Schleims.

Auch die Nasenknochen sind schmerzhaft und empfindlich gegen Berührung

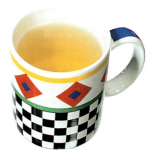

Hepar sulfuris D12 Dicker, gelber, übelriechender Schleim kommt aus der Nase oder wird oft nach hinten in den Rachen gezogen. Wunde Nasenlöcher. Das Kind läuft dick »eingemummelt« in Schal und Mütze herum oder liegt hoch zugedeckt im Bett. Verlangt nach warmen Getränken. Es reagiert überempfindlich auf Schmerzen und gerät leicht in Zorn, ist unzufrieden und eigensinnig. Eventuell saurer Körpergeruch.

Ausgesprochen fröstelig, empfindlich gegen jeden Lufthauch

Mercurius solubilis D12 Grünlich-eitriges Nasensekret, das unangenehm riecht. Ihr Kind empfindet ein Druckgefühl und Benommenheit im Kopf, vor allem in der Stirn und unter den Augen. Nachts sind die Schmerzen schlimmer. Aus dem Mund riecht es schlecht, vielleicht hat es dort auch Aphthen (kleine schmerzhafte Geschwüre). Die Nasenlöcher sind wund-schorfig, häufig mit Sekret verklebt.

Nachts schwitzt Ihr Kind stark und hat Speichelfluß

Halsschmerzen, Mandelentzündung

Wenn Ihr Kind sich erkältet hat, klagt es fast immer auch über Halsweh und Schluckbeschwerden. Manchmal ist durch das herablaufende Schnupfensekret nur die Rachenwand gerötet, viel häufiger aber entzünden sich die Gaumenmandeln und schwellen an.

Bei einer Mandelentzündung (Angina tonsillaris) unterscheidet man zwischen der »roten« und der »weißen« Angina.

Bei einer »roten« Angina sind meist Viren die Auslöser. Rachen und Mandeln sind hell- bis dunkelrot verfärbt, die Mandeln geschwollen. Das Kind klagt über starkes Kratzen, Brennen oder Stechen im Hals, das Schlucken tut ihm weh, manchmal ist schon das Einatmen schmerzhaft. Die Zunge ist belegt, die Halslymphknoten sind geschwollen. Das Kind hat Fieber, oft auch Kopf-, Bauch- und Gliederschmerzen.

Lösen Bakterien die Entzündung aus oder kommen sie zu einer bereits vorhandenen Entzündung hinzu, spricht man von der »weißen« Angina. Es bilden sich Eiterstippchen auf den Mandeln, die sich zu weißen Belägen ausbreiten können.

Die »weiße« Angina ist oft weniger schmerzhaft als die »rote«, doch auch hier hat das Kind Schluckbeschwerden und mag nichts essen. Dazu kommt hohes Fieber – 40 bis 41° C –, das Kind fühlt sich sehr krank. Es riecht unangenehm aus dem Mund, klagt über Kopf- und Bauchschmerzen, leidet an Übelkeit oder Erbrechen.

Manchmal kann eine Mittelohrentzündung hinzukommen. In seltenen Fällen kann sich ein Abszeß oder ein Kehlkopfödem entwickeln.

Eine durch Streptokokkenbakterien ausgelöste eitrige Angina, die »weiße« Angina, kann in seltenen Fällen Spätfolgen nach sich ziehen: Drei bis sechs Wochen nach der Halsentzündung können rheumatisches Fieber und Gelenkentzündungen auftreten; auch die Herzklappen oder die Nieren können betroffen sein.

Wächter vor den Toren des Rachens
Die Gaumenmandeln sind ein wichtiges Organ des lymphatischen Systems, dessen Aufgabe es ist, eindringende Erreger abzufangen und zu bekämpfen.

TIP

Behandeln Sie eine eitrige »weiße« Angina nicht selbst, sondern ziehen Sie Ihren Kinderarzt/Homöopathen hinzu, ebenso, wenn Sie sich unsicher sind bei der Beurteilung der Erkrankung.

Begleitende Maßnahmen
• Ernähren Sie Ihr Kind nur mit flüssiger oder breiiger Kost, um ihm die Schmerzen beim Schlucken zu erleichtern. Fragen Sie, ob es kalte oder warme Speisen/Getränke mag.
• Wenn Ihr Kind schon gurgeln kann, lassen Sie es zwei- bis dreimal täglich mit Salbei-Tee (aus der Apotheke) gurgeln. Salbei desinfiziert die Schleimhäute und lindert die Schmerzen.

Rufen Sie umgehend Ihren Kinderarzt/Homöopathen
• wenn Ihr Kind an starken Schluckbeschwerden (extreme Schwellung der Mandeln) oder an Atemnot leidet (Verdacht auf Kehlkopfödem).
• wenn starker Speichelfluß, eine kloßige Sprache oder eine Kiefersperre hinzukommen (Verdacht auf Abszeß).

■ **Zum Arzt**

Die passenden homöopathischen Mittel
Dosierung für alle folgenden Mittel: 3mal je 5 Globuli im Abstand von 30 Minuten, die Wirkung zwei Stunden abwarten. Bei Besserung am gleichen Tag weiter mit 5 Globuli alle zwei Stunden. In den nächsten Tagen bei Bedarf 3mal je 5 Globuli.

Dosierung

Aconitum D12 Ganz plötzlich hat Ihr Kind Halsschmerzen und Fieber bekommen. Es klagt über Prickeln, Brennen und Stechen und ein zuschnürendes Gefühl im Hals. Dunkelrote, geschwollene Mandeln, auch Rachen, Gaumenbogen und Zäpfchen sind stark gerötet. Wegen des trockenen Gefühls im Hals hat Ihr Kind großen Durst auf kaltes Wasser, das Schlucken bereitet ihm jedoch starke Schmerzen. Es macht einen unruhigen, ängstlichen Eindruck.

Plötzlicher Beginn. Wichtiges Mittel für das frühe Stadium

Belladonna D12 Schnelle und heftige Entwicklung der Beschwerden mit hohem Fieber. Die Mandeln sind leuchtend rot und stark geschwollen. Obwohl der Hals trocken ist, glänzt er fast. Manchmal ist die rechte Seite stärker betroffen als die linke. Große Trockenheit und ein zuschnürendes Gefühl im Hals. Ständiges Verlangen, zu schlucken, was aber sehr schmerzhaft ist. Kaum Durst. Das Kind kann unruhig oder benommen wirken. Manchmal klopfende Kopfschmerzen.

Rotes, heißes Gesicht mit glasigen Augen, dabei kalte Hände und kalte Füße

Phytolacca D12 Der Rachen ist entzündet und dunkelrot bis bläulichrot verfärbt. Ihr Kind klagt über ein Kloßgefühl im Hals und heiße, brennende, »rauhe« Halsschmerzen. Warme Getränke verschlimmern die Halsschmerzen, kalte Getränke dagegen lindern.

Beim Schlucken ziehen schießende Schmerzen vom Hals zu den Ohren

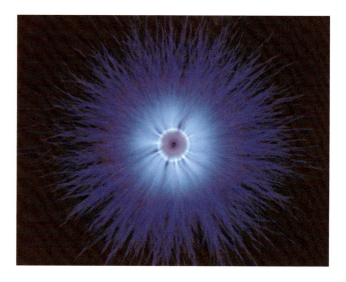

Phytolacca (Kirlianphoto)

Lachesis D12 Dunkel- bis bläulichrot entzündete Mandeln. Die Halsschmerzen sind auf der linken Seite schlimmer oder aber sie sind vielleicht schon von links nach rechts gewandert. Ihr Kind reagiert beinahe panisch, wenn Sie es am Hals anfassen oder ihm gar einen Schal oder Wickel anlegen wollen. Es fühlt sich an, als wäre der Hals zu eng und angeschwollen. Heiße Getränke verträgt es gar nicht.

Auffallende Berührungsempfindlichkeit

Apis D12 Die Mandeln sind so stark geschwollen, daß sie wie kleine rotglänzende Ballons aussehen. Auch das Zäpfchen ist geschwollen und hängt wie ein Sack herab. Stechende und brennende Halsschmerzen machen Ihrem Kind zu schaffen. Zimmerwärme und vor allem warme Umschläge oder warme Getränke hält es nicht aus. Es verlangt nach frischer Luft und kalten Anwendungen, zum Beispiel einem Umschlag oder Eis. Kein Durst.

Wärme wird nicht ertragen

Hepar sulfuris D12 Ihrem Kind ist so fröstelig, daß es nur dick »eingemummelt« liegen mag, dabei ist es reizbar, unzufrieden und äußerst schmerzempfindlich. Ihr Kind mag nicht am Hals angefaßt oder untersucht werden. Es hat das Gefühl, als habe es einen Splitter oder eine Gräte verschluckt, die ihm im Hals sitzt. Jedesmal, wenn das Kind schluckt, strahlen stechende Schmerzen zum Ohr oder zum Unterkiefer aus. Es können sich die ersten weißen Stippchen auf den Mandeln bilden. Ihr Kind mag warme Getränke und einen Schal um den Hals.

Splitterartige Schmerzen

Akute Ohrentzündung

Ohrenschmerzen sind bei Kindern eine häufige Begleiterkrankung von Erkältungs- und Kinderkrankheiten (Seite 12 und Seite 62). Dabei dringen Erreger (Viren oder Bakterien) aus dem Nasen-Rachen-Raum über einen Verbindungskanal – Ohrtrompete, Tube oder Eustachische Röhre genannt – oder über den Blutweg zum Mittelohr vor und verursachen dort eine Entzündung (Otitis media). Wenn dieser Kanal durch geschwollene Mandeln verstopft ist und sich die Schleimhaut entzündet und anschwillt, entsteht ein Tubenkatarrh.
Bei einer akuten Ohrentzündung hat das Kind häufig Fieber; bei Säuglingen und Kleinkindern kann außerdem Erbrechen oder Durchfall hinzukommen. Sie weinen oder schreien, werfen den Kopf hin und her und/oder fassen sich ans Ohr.
Sind Ohren oder Gehörgang nicht sichtbar gerötet, können Sie den Grund für sein Verhalten nicht immer gleich erkennen. Ältere Kinder halten sich das schmerzende Ohr und klagen über stechende, pochende oder drückende Schmerzen. Häufig ist ein Ohr stärker betroffen als das andere. Es ist meist äußerst berührungsempfindlich,

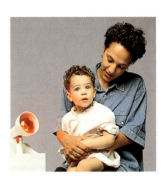

Rotlichtwärme hilft oft.

Kalter (Zug-) Wind oder Wasser im Ohr sind weitere Ursachen für eine Ohrentzündung

Mögliche Komplikationen
Bei Säuglingen und Kleinkindern kann es zu einer Hirnhautentzündung (Meningitis) kommen, wenn der Eiter nicht abfließen kann und die Erreger ins Schädelinnere vordringen. Wenn das Innenohr mitbefallen ist, kann in seltenen Fällen Taubheit oder Schwerhörigkeit zurückbleiben. Die Entzündung kann auf den Knochen hinter dem Ohr (Mastoid) übergreifen.

manchmal läßt sich schon von außen erkennen, daß der Gehörgang gerötet ist; gelegentlich ist auch die Ohrmuschel rot und heiß. Beim Tubenkatarrh oder wenn sich bei der Mittelohrentzündung bereits Eiter hinter dem Trommelfell angesammelt hat, hören die Kinder nicht mehr gut. Dabei haben sie das Gefühl, als ob etwas von innen auf das Ohr drücke.

Erst wenn der Eiter abgeflossen ist, heilt die Entzündung

Bei der Mittelohrentzündung entsteht nach zwei bis drei Tagen ein kleines Loch im Trommelfell, aus dem sich die eitrige Flüssigkeit nach außen entleert. Danach klingen die Schmerzen ab, und die Entzündung heilt in ein bis zwei Wochen.

Begleitende Maßnahmen
• Einigen Kindern hilft bei Ohrenschmerzen die Wärme einer Mütze oder Rotlichtlampe. Auch ein feuchtwarmer Umschlag tut dann manchmal gut. Andere Kinder wiederum bevorzugen einen Eisbeutel auf dem Ohr. Probieren Sie aus, was Ihrem Kind hilft.

Rufen Sie umgehend Ihren Kinderarzt/Homöopathen

Zum Arzt

• wenn Sie glauben, daß Ihr Baby Ohrenschmerzen hat. Bei Säuglingen besteht die Gefahr einer Hirnhautentzündung (Meningitis), wenn durch das für Sie nicht eindeutige Verhalten Ihres Kindes die Beschwerden nicht rechtzeitig erkannt werden.
• wenn die Entzündung bereits in ein eitriges Stadium übergegangen ist: Ihr Kind klagt über ein starkes Druckgefühl, hört nicht mehr gut, oder es kommt zu Ausfluß aus dem Ohr.
• wenn Ihr Kind über starke Schmerzen am Knochen hinter dem Ohr klagt (Verdacht einer Knochenentzündung hinter dem Ohr, Mastoid).
• wenn Sie unsicher sind im Hinblick auf Schwere oder Verlauf der Krankheit.

Bringen Sie Ihr Kind umgehend ins Krankenhaus
• wenn zu den Ohrenschmerzen hohes Fieber, Nackensteifigkeit, auch mit nach hinten überstrecktem Körper, Krämpfe oder Zuckungen (auch einzelner Körperteile) hinzukommen oder wenn Ihr Kind mit dem Kopf hin- und herrollt (Verdacht auf Hirnhautentzündung = Meningitis).

Die passenden homöopathischen Mittel

Dosierung für alle folgenden Mittel: 3mal je 5 Globuli im Abstand von 15 Minuten, die Wirkung eine Stunde abwarten. Bei Besserung weiter nach Bedarf, stündlich bis zweistündlich 5 Globuli. In den nächsten Tagen bei Bedarf noch 3mal täglich je 5 Globuli.

Dosierung

Aconitum D12 Ihr Kind hat im Zugwind gesessen oder an einem sehr windigen kalten Tag draußen gespielt. Die Ohren sind auch von außen heiß und rot. Ihr Kind wirkt unruhig und ängstlich. Es kann Durst auf kalte Getränke haben.

Plötzlich heftige stechende oder pochende Ohrenschmerzen und Fieber

Belladonna D12 Ihr Kind klagt über heftige, pulsierende Ohrenschmerzen vor allem auf der rechten Seite. Die Beschwerden sind plötzlich gekommen. Es hat Fieber mit einem roten heißen Kopf, aber kalte Hände und kalte Füße. Kaum Durst.

Das Ohr ist sehr berührungsempfindlich und heiß

Chamomilla D12 Die Beschwerden beginnen oft plötzlich während der Nacht. Ihr Kind weint und schreit anhaltend, ist sehr unruhig, jähzornig und läßt sich nicht beruhigen. Kleine Kinder lassen sich nur durch Herumtragen beruhigen. Im Fieber ist häufig eine Wange gerötet und heiß, die andere dagegen blaß und kalt. Häufig großer Durst auf kalte Getränke. Ihm ist heiß und es schwitzt.

Ihr Kind ist außer sich vor Schmerzen

Pulsatilla D12 Die Ohrentzündung Ihres Kindes hat sich langsam entwickelt. Es sucht Nähe, will auf den Schoß. Sobald es getröstet und im Arm gehalten wird, geht es ihm meist schon ein bißchen besser. Eine Wange kann rot, die andere blaß sein. Ihr Kind hat nur wenig Fieber und keinen Durst. Manchmal mag es Eis- oder andere kalte Auflagen auf das schmerzende Ohr. An der frischen Luft geht es ihm besser.

Das Kind weint, jammert und ist verzweifelt

Ferrum phosphoricum D12 Mäßiges Fieber. Leicht gerötetes Gesicht und Ohrmuschel. Eventuell hat Ihr Kind Nasenbluten, während es fiebert. Außer Ohrenschmerzen keine anderen deutlichen Symptome. Die Beschwerden sind ähnlich wie für Aconitum oder Belladonna beschrieben, aber nicht so heftig.

Wenn Aconitum und Belladonna nicht helfen

Erkältungshusten (Akute Bronchitis)

Ihr Kind muß häufig husten und klagt dabei über Schmerzen hinter dem Brustbein. In den ersten zwei bis drei Tagen ist der Husten meist trocken. Vorübergehend kann auch Heiserkeit dazukommen. Danach beginnt das Kind, Schleim abzuhusten. Viele Kinder neigen dazu, ihn einfach herunterzuschlucken, wovon ihnen manchmal übel wird. Der Schleim ist anfangs zäh und glasig, später gelb bis grün-gelb. Bei starker Schleimbildung entsteht ein rasselndes Atemgeräusch. In der Regel ist eine akute Bronchitis in ein bis zwei Wochen vorüber.

Aus homöopathischer Sicht ist die Behandlung mit hustendämpfenden Mitteln nicht sinnvoll, denn die Selbstheilungskräfte des Organismus werden dadurch unterdrückt.

Husten nicht unterdrücken!
Vermeiden Sie bei der Behandlung eines rasselnden Hustens hustendämpfende Mittel (Antitussiva) wie etwa Sedotussin oder Paracodin. Sie verhindern, daß Ihr Kind den Schleim abhusten kann.

Zum Arzt

Suchen Sie Ihren Kinderarzt/Homöopathen auf,
• wenn der Husten länger als zwei Wochen andauert
• wenn Ihr Kind bei jeder Erkältung an einer Bronchitis erkrankt. Dann ist eine Abwehrschwäche der Atemwege die Ursache, was zu chronischer Bronchitis, im Verlauf von mehreren Jahren auch zu Bronchialasthma, Lungenblähung oder Herzschwäche führen kann. Wird eine solche Veranlagung frühzeitig erkannt, kann eine Konstitutionsbehandlung helfen (Seite 7).

Rufen Sie umgehend den Notarzt/bringen Sie Ihr Kind ins Krankenhaus
• wenn es unter plötzlicher ausgeprägter Atemnot leidet oder einen Erstickungsanfall hat (Verdacht auf Asthma, Pseudokrupp, Kehldeckelentzündung)
• wenn Ihr Kind ungewöhnlich schnell, unregelmäßig und geräuschvoll (pfeifend, rasselnd) atmet, hohes Fieber bekommt, dabei die Nasenflügel beim Atmen bewegt, stark schwitzt, blutigen Auswurf hat (Verdacht auf Lungenentzündung, Brustfellentzündung).

Die passenden homöopathischen Mittel

Dosierung für alle folgenden Mittel: 3mal je 5 Globuli im Abstand von 30 Minuten, die Wirkung zwei Stunden abwarten. Bei Besserung weiter nach Bedarf stündlich bis zweistündlich 5 Globuli. In den nächsten Tagen bei Bedarf 3mal täglich je 5 Globuli.

> *Bei trockenem Husten im Anfangsstadium:*
> Aconitum, Belladonna
> *Bei trockenem Husten mit wenig Schleim:*
> Bryonia, Drosera, Causticum, Rumex
> *Bei Husten mit stärkerer Schleimbildung:*
> Hepar sulfuris, Pulsatilla, Ipecacuanha, Tartarus stibiatus

Aconitum D12 Ihr Kind hat sich in kalter, trockener Luft oder im kalten Wind erkältet. Innerhalb weniger Stunden hat sich ein trockener, kurzer Husten entwickelt, es klagt über ein brennendes, prickelndes und eventuell zusammenschnürendes Gefühl im Hals. Ihr Kind kann unruhig und ängstlich wirken. Es hat Durst auf kalte Getränke.

Wichtiges Mittel im Anfangsstadium

Belladonna D12 Plötzlich auftretende fieberhafte Erkältung mit heftigem, krampfartigem, trockenem, bellendem Husten. Ihr Kind klagt über kratzende Schmerzen im Hals, als sei er innen »roh« und wund. Große Trockenheit der Schleimhäute, dabei kaum Durst. Ihr Kind hat beim Husten ein feuerrotes, heißes Gesicht, vor allem nachts wird es häufig durch den Husten geweckt.

Belladonna (Tollkirsche)

Pulsierende, klopfende Kopfschmerzen

Bryonia D12 Das wichtigste Mittel bei akuter Bronchitis, wenn sich der Husten langsam, aber stetig verschlimmert. Er klingt hart und trocken, und Ihr Kind hat stechende, rauhe Schmerzen hinter dem Brustbein. Es kann zu Würgen, manchmal auch zu Erbrechen kommen. Der Husten verschlimmert sich durch Bewegung, auch durch Essen, Trinken oder wenn das Kind ein warmes Zimmer betritt. Vom vielen Husten hat Ihr Kind berstende Kopfschmerzen bekom-

Beim Husten hält das Kind die Hände gegen die Brust, um sich Erleichterung zu verschaffen

men. Es hat großen Durst. Ihr Kind ist reizbar, brummig und möchte lieber allein sein.

Drosera D12 Ihr Kind hat einen krampfhaften, tief und hohl klingenden Reizhusten, der anfallartig auftritt und immer wieder durch ein heftiges Kitzeln in der Luftröhre ausgelöst wird. Hinlegen, Trinken, Essen und Wärme verschlimmern den Husten. Manchmal kommt es zu Erbrechen von Schleim oder zu Nasenbluten.

Nachts häufen sich die Anfälle

Causticum D12 Trockener, hohlklingender Husten mit einem wunden, »rohen« Schmerz hinter dem Brustbein und im Hals. Der Hustenreiz wird vorübergehend gelindert, wenn Ihr Kind einen Schluck kaltes Wasser trinkt. Seine Stimme ist heiser, vor allem morgens nach dem Erwachen. Häufiges Räuspern.

Kaltes Wasser lindert

Rumex D12 Ständiges Kitzeln in der Halsgrube und tief in der Brust löst bei Ihrem Kind den trockenen, krampfartigen Husten aus. Darum liegt Ihr Kind entweder mit der Decke über dem Kopf im Bett oder es hält sich die Hände vor Mund und Nase, wenn Sie sein Zimmer lüften. Schlimm ist der Husten vor allem spätabends im Bett und wenn sich Ihr Kind hinlegt. Sprechen und Lachen verschlimmern ebenfalls den Husten.

Beim Einatmen kalter Luft verschlimmern sich der Hustenreiz und das wunde Gefühl in der Brust

Hepar sulfuris D12 Schmerzhafter, rauher, aber lockerer Husten mit leichten Rasselgeräuschen beim Atmen. Ihr Kind reagiert allgemein empfindlich auf kalte Luft und erkältet sich leicht. Es liegt im Bett bis oben zugedeckt. Der Husten verschlimmert sich deutlich im Freien oder durch frische Luft. Warme Getränke beruhigen dagegen den Husten. Ihr Kind reagiert überempfindlich auf die Schmerzen. Es ist reizbar und schnell entmutigt.

Überempfindlich, reizbar

Pulsatilla D12 Der trockene Husten Ihres Kindes ist schlimmer, sobald es im Bett liegt. Besser wird er nur, wenn es sich aufsetzt oder auf mehreren Kopfkissen erhöht liegt. Ihr Kind hat jetzt lieber die Fenster offen, weil es stickige und warme Luft nicht verträgt. Nachts

An der frischen Luft geht es Ihrem Kind am besten

deckt es sich häufig ab. Frühmorgens hustet Ihr Kind reichliche Mengen von dickem gelbem oder gelbgrünem Schleim ab. Ihr Kind ist auffallend anhänglich und quengelig. Es hat keinen Durst, obwohl sein Mund trocken ist.

Ipecacuanha D12 Krampfartiger, erschöpfender Husten. Trotz des Erbrechens ist die Zunge ohne Belag. Der Husten hört sich locker an und es hat sich viel Schleim in der Brust gebildet, von dem Ihr Kind jedoch nur wenig abhusten kann. Rasselgeräusche beim Atmen und manchmal ein pfeifendes Geräusch beim Einatmen. Ihr Kind ist sehr schlecht gelaunt, nörgelt und quengelt.

Husten mit großer Übelkeit und Erbrechen

Tartarus stibiatus D12 In den Bronchien hat sich sehr viel Schleim angesammelt, was Sie an den Rasselgeräuschen beim Atmen erkennen können. Ihr Kind ist schwach und müde. Die Zunge kann dick weiß belegt sein. Ihr Kind ist gereizt und läßt sich nicht gern anfassen.

Ihr Kind kann den Schleim nicht abhusten

Verdauungsstörungen

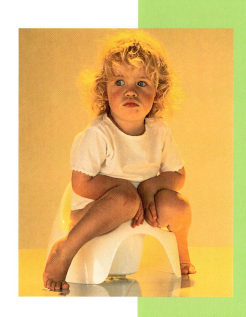

Verdauung ist ein komplexer Prozeß. An ihm sind außer Magen und Darm auch Leber, Galle und Bauchspeicheldrüse beteiligt. Bereits bei kleinen Störungen können deutliche Symptome auftreten. Häufig sind bei Kindern falsche Ernährung oder seelische Beschwerden Ursache für Störungen. Unbehandelt können sich daraus chronische entzündliche Veränderungen entwickeln. Dann ist eine Selbstbehandlung nicht möglich, wohl aber eine Konstitutionsbehandlung.

Bauchkrämpfe (Blähungskoliken, Nabelkoliken)

In den ersten drei bis vier Lebensmonaten leiden Babys oft an einer »Dreimonatskolik«. Ihr Verdauungsapparat muß sich erst auf Nahrung einstellen; sobald die Verdauung richtig funktioniert, verschwinden die Blähungen von selbst. Kurz nach dem Essen schreit und weint das Baby, zieht die Beine an den Leib, strampelt, ballt die Fäustchen oder macht sich steif. Sein Gesicht verzieht sich und wird rot. Der Bauch fühlt sich hart an oder ist aufgebläht. Die Schmerzen kommen und gehen in kurzen oder längeren Abständen. Kleinkinder und ältere Kinder liegen bei Blähungskoliken weinend und zusammengekrümmt im Bett. Auf Befragen zeigen sie meist auf die engere Umgebung des Nabels. Der Bauch ist oft hart und aufgebläht. Auch hier kommen und gehen die Schmerzanfälle wellenartig.

Deshalb tut der Bauch weh:
Krampfartige Bauchschmerzen bei Babys und Kindern werden häufig durch Blähungen (Gase) im Darm verursacht, die entstehen, wenn das Baby zu schnell saugt oder trinkt oder das Kind zu hastig ißt oder trinkt und dabei Luft in den Magen gerät. Weitere Ursachen sind unverträgliche Muttermilch, vor allem wenn die Mutter Kohl oder Zwiebeln gegessen hat. Oft werden auch Milchprodukte, Weizenmehl oder Zitrusfrüchte nicht vertragen. Ebenso können Ärger oder Angst Koliken auslösen.

Begleitende Maßnahmen
- Bei Blähungen wirkt ein warmer Fenchel- oder Anistee (aus der Apotheke) entkrampfend und beruhigend.
- Auch Wärme hilft: Ein warmes Bad, ein warmes, feuchtes Tuch oder eine Wärmflasche auf dem Bauch; legen Sie ein Baby mit dem Bauch auf eine mit Stoff umwickelte Wärmflasche.
- Massieren Sie sanft mit leicht angewärmtem Öl (Massage- oder Speiseöl, etwa Olivenöl) und warmen Händen.
- Legen Sie Ihr Baby bäuchlings auf Ihren Unterarm, der Kopf ruht dabei in Ihrer Hand, tragen Sie es umher und sprechen Sie dabei beruhigend zu ihm oder singen Sie ihm leise etwas vor.
- Auch älteren Kindern hilft sanfte, beruhigende Zuwendung – etwa eine Geschichte vorlesen –, vor

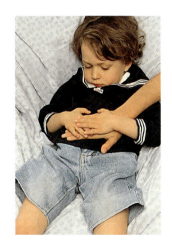

Eine leichte Bauchmassage tut immer gut.

Verdauungsstörungen

allem dann, wenn seelische Ursachen die Beschwerden ausgelöst haben.

Bringen Sie Ihr Kind umgehend ins Krankenhaus/rufen Sie umgehend Ihren Kinderarzt/Homöopathen

Zum Arzt ■
• wenn Ihr Baby/Ihr Kind auffallend lange keinen Stuhlgang mehr hatte (drei Tage), außerdem die Nahrung verweigert und/oder erbricht (Verdacht auf Darmverschluß).
• wenn die Bauchschmerzen im rechten Unterbauch auftreten und/oder Ihr Kind Fieber, Übelkeit, Erbrechen, Verstopfung oder Durchfall hat (Verdacht auf Blinddarmentzündung).
• wenn Sie unsicher sind im Hinblick auf Schwere oder Verlauf der Krankheit.

Die passenden homöopathischen Mittel

Dosierung
Dosierung für alle folgenden Mittel: 3mal je 5 Globuli im Abstand von 30 Minuten, die Wirkung zwei Stunden abwarten. Danach sollte eine deutliche Besserung eintreten. Weiter nach Bedarf ein- bis zweistündlich 5 Globuli; gegebenfalls am nächsten Tag noch 2mal je 5 Globuli.

Zorniges Schreien, äußerst reizbar, Umhertragen beruhigt nur anfangs

Chamomilla D12 Ihr Baby/Ihr Kind hat unerträgliche Bauchschmerzen und läßt sich durch nichts beruhigen. Sein andauerndes Schreien, sein Jähzorn und seine Ungeduld machen Ihnen sehr zu schaffen. Es ist sehr unruhig und bewegt sich ständig hin und her. Wenn Sie es am Bauch anfassen wollen, schlägt oder tritt es nach Ihnen.
Ihrem Baby hilft manchmal, wenn Sie es auf dem Arm umhertragen. Der Bauch Ihres Babys/Ihres Kindes ist aufgetrieben. Oft ist nur eine Wange rot und heiß, während die andere blaß und kalt ist. Zorn kann der Auslöser für seine Beschwerden sein.

Krümmt sich zusammen oder zieht die Beine ganz stark an

Colocynthis D12 Die kolikartigen Schmerzen sind so heftig, daß sich Ihr Baby/Ihr Kind zusammenkrümmt oder die Beine an den Leib zieht, oder daß Ihr Kind sich vor Schmerzen auf dem Boden oder im Bett wälzt. Eine Wärmflasche lindert die Beschwerden, ebenso ein fester Druck gegen den Bauch, etwa mit einem Kissen.

Möglicherweise haben Zorn oder eine Kränkung die Beschwerden Ihres Kindes ausgelöst.

Nux vomica D12 Während der krampfartigen Schmerzen krümmt sich Ihr Baby nach hinten und macht sich steif, Ihr Kind ist sehr reizbar oder ärgerlich und reagiert vielleicht empfindlich auf laute Geräusche und helles Licht. Die Kolik hat bald nach dem Stillen beziehungsweise Essen eingesetzt. Die Schmerzen werden durch warme Getränke oder warme Auflagen gebessert. Ihr Baby/Ihr Kind verträgt jetzt keine enge Kleidung am Bauch. Es ist fröstelig. Möglicher Auslöser der Beschwerden Ihres Kindes ist ein verdorbener oder »überladener« Magen oder Ärger.

Verdorbener Magen; nach hinten strecken

Lycopodium D12 Ihr Baby/Ihr Kind leidet häufig unter einem trommelartig aufgeblähten Bauch und neigt zu Blähungskoliken. Vor allem am späten Nachmittag oder am Abend setzen die kolikartigen Schmerzen ein. Es legt die Stirn in Falten. Enge Kleidung am Bauch ist Ihrem Kind unangenehm und es zerrt sie weg. In seinen Därmen hören Sie lautes Rumoren. Nach dem Aufstoßen, wenn Blähungen abgehen oder nach dem Stuhlgang bessern sich die Beschwerden, ebenso helfen warme Umschläge oder ein warmes Bad. Sobald die Beschwerden besser sind, hat es sofort wieder Hunger oder will gestillt werden.

Kollern, Auftreibung, Stirnrunzeln

Magnesium phosphoricum D12 Die Schmerzen sind plötzlich aufgetreten. Jetzt plagen heftigste Blähungen Ihr Baby/Ihr Kind. Es muß sich zusammenkrümmen oder zieht die Beine an den Körper. Es wirkt angespannt, ängstlich und überempfindlich. Eine Wärmflasche, eine Bauchmassage, sanfter Druck mit der Hand, ein warmes Bad oder ein warmes Getränk lindern die Beschwerden. Wenn die Blähungen abgehen, geht es Ihrem Baby/Ihrem Kind gleich besser.

Wenn die anderen Mittel nicht angezeigt sind

Übelkeit, Erbrechen

Wenn Ihr Kind unverträgliche Speisen gegessen hat, werden sie durch Erbrechen »beseitigt«. Bei nervösen,

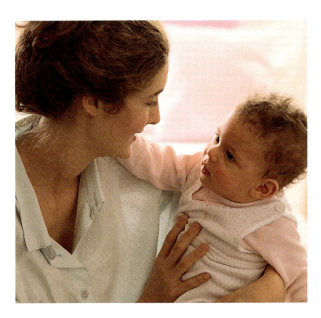

Sensible Kinder können schon bei Erregung erbrechen.

sensiblen Kindern kann ebenso eine starke Gefühlserregung Übelkeit und Erbrechen auslösen. Erbrechen kann auch Begleiterscheinung einer beginnenden oder bereits ausgebrochenen Krankheit sein, etwa Scharlach, ein grippaler Infekt, eine Harnwegsentzündung, Blinddarmentzündung, Hirnhautentzündung (Meningitis), Gehirnentzündung (Enzephalitis) oder Darmverschluß. Das Kind klagt einige Zeit nach dem Essen oder auch »aus heiterem Himmel« über Übelkeit und Bauchschmerzen. Es muß sich einmal oder mehrmals übergeben. Blässe, Schweiß, Frösteln und eine belegte Zunge sind begleitende Symptome.

Wenn Säuglinge erbrechen oder spucken, was öfters vorkommt, steckt dahinter meist nichts Ernstes. Mit dem Ausspucken der Milch oder der Nahrung zeigt das Baby, daß der letzte Schluck zu groß war oder daß sein Hunger gestillt ist. Das ist völlig normal und es besteht keinerlei Anlaß zur Sorge.

Wenn ein Baby allerdings häufiger erbricht und dabei nicht zunimmt, liegt der Verdacht nahe, daß es die Milch, die Babynahrung oder andere Nahrungsmittel nicht verträgt. In diesem Fall rate ich zu einer Konstitutionsbehandlung (Seite 7), die eine anlagebedingte Nahrungsmittelunverträglichkeit beheben kann.

Dasselbe gilt, wenn der Säugling direkt nach den Mahlzeiten immer wieder schwallartig erbrechen muß. Dann liegt möglicherweise ein Krampf oder eine Veren-

Vorsicht bei kleinen Kindern
Bei einem Krabbel- oder Kleinkind, das plötzlich erbricht, besteht immer die Gefahr, daß es etwas Giftiges geschluckt hat: Medikamente, Alkohol, Zigaretten, Putzmittel, Waschpulver, Farben oder giftige Pflanzen bedeuten für ein Kind akute Lebensgefahr! Bringen Sie Ihr Kind umgehend ins Krankenhaus.

gung des Mageneingangs (Pförtner) vor. Die Ursache muß vor der homöopathischen Behandlung medizinisch abgeklärt werden. Natürlich können auch alle anderen in diesem Kapitel erwähnten Ursachen für Erbrechen auf Ihr Baby zutreffen.

Da bei Babys und Kleinkindern das Beschwerdebild meist nicht klar zu Tage tritt, überlassen Sie die Behandlung bitte dem Kinderarzt/Homöopathen

Begleitende Maßnahmen
- Der Magen Ihres Kindes braucht eine gewisse Zeit, um sich nach dem Erbrechen wieder zu beruhigen – je nach Veranlagung dauert dies unterschiedlich lange. Bereiten Sie Ihrem Kind einen warmen Tee (Kamille, Melisse) und geben Sie ihm erst dann wieder zu essen, wenn es eindeutig danach verlangt. Oft ist es sinnvoll, ihm zwei Tage nur leicht verdauliche Kost zu geben.
- Häufig vergehen die Bauchschmerzen schneller durch eine Wärmflasche oder einen feucht-warmen Umschlag, da sich die Verkrampfung im Magen so besser lösen kann. Auch sanftes Reiben des Bauches oder Handauflegen können dann helfen.

Bringen Sie Ihr Kind umgehend ins Krankenhaus/ rufen Sie umgehend Ihren Kinderarzt/Homöopathen
- wenn Ihr Baby/Ihr Kind Kot erbricht (Verdacht auf Darmverschluß).
- wenn Ihr Baby/Ihr Kind zusätzlich zum Erbrechen einen harten Bauch, Fieber, Übelkeit, Verstopfung oder Durchfall bekommt und Bauchschmerzen im rechten Unterbauch auftreten (Verdacht auf Blinddarmentzündung).
- wenn Ihr Baby immer wieder schwallartig erbricht.
- wenn Ihr Kind Blut oder blutigen Schleim erbricht (Verdacht auf Verletzung der Speiseröhre oder des Magens nach Verschlucken scharfkantiger Gegenstände; bei älteren Kindern eventuell Verdacht auf Magengeschwür).
- wenn Sie unsicher sind im Hinblick auf die Ursache des Erbrechens.

■ Zum Arzt

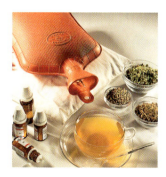

Wärme kann die Heilung fördern.

Die passenden homöopathischen Mittel
Dosierung für alle folgenden Mittel: 3mal je 5 Globuli im Abstand von 30 Minuten. Die Wirkung zwei Stunden abwarten. Bei Besserung nach Bedarf stündlich bis zweistündlich 5 Globuli bis die Beschwerden abklingen.

Dosierung

Nach schweren, fetten Speisen und Durcheinanderessen

Pulsatilla D12 Ihr Kind hat sich an Kuchen, fettem Fleisch, Fettgebackenem oder an einer Riesenportion Eiscreme den Magen verdorben. Es muß sich übergeben und klagt über Bauchweh. Möglicherweise tritt auch Durchfall auf. Ihr Kind ist weinerlich, sehr anhänglich und liebebedürftig.

Verdorbene Nahrung

Arsenicum album D12 Ihr Kind hat etwas Verdorbenes oder unreifes Obst gegessen, eiskalte Getränke oder zuviel Eiscreme zu sich genommen. Jetzt ist ihm sehr übel, es muß erbrechen und kann auch Durchfall haben. Dabei fühlt es sich ausgesprochen schwach, kann gleichzeitig unruhig und ängstlich sein. Sein Gesicht ist blaß, es friert und möchte vielleicht immer wieder kleine Schlucke Wasser trinken. Davon kann ihm wieder so schlecht werden, daß es erneut erbricht. Es klagt über brennende Schmerzen im Bauch. Besser geht es Ihrem Kind mit einer Wärmflasche auf dem Bauch und einem warmen Getränk.

Ständige Übelkeit

Ipecacuanha D12 Obwohl Ihr Kind sich schon erbrochen hat, ist ihm noch lange danach übel. Alles, was es wieder zu sich nimmt, erbricht es, auch der Geruch von Essen oder Zigarettenrauch löst erneuten Brechreiz aus. Auffallend ist, daß die Zunge Ihres Kindes trotz des Erbrechens nicht oder nur wenig belegt ist.

Möchte erbrechen und kann nicht

Nux vomica D12 Ihr Kind hat einen nervösen, empfindlichen Magen und neigt zu Übelkeit und Bauchkrämpfen. Schon vor Aufregung kann es Magenschmerzen bekommen. So kommt es häufiger vor, daß es Essen nicht verträgt. Seine starke Übelkeit würde besser, wenn es erbrechen könnte, doch genau das kann es einfach nicht. Vergeblich läuft es immer wieder zur Toilette und würgt, bis sich der Magen plötzlich in einem Schwall entleert. Auf seine Beschwerden reagiert es ungehalten und reizbar. Ihm ist fröstelig.

TIP

Bei seelischen Ursachen, Nervosität oder Überempfindlichkeit helfen am besten Nux vomica und Ignatia.

Ignatia D12 Ihr Kind ist empfindsam und zartbesaitet, launisch und leicht verletzbar; es neigt dazu, sich bei Kummer oder Ärger in sein Schneckenhaus zurückzuziehen. Wenn es sich sehr aufregt oder ärgert, bekommt es krampfartige Bauchschmerzen, ihm wird übel und es muß erbrechen. Vielleicht ist Ihnen schon aufgefallen, daß Ihr Kind im allgemeinen zu widersprüchlichem Verhalten neigt, dabei manchmal geradezu hysterisch reagiert. So ist es auch bei den Bauchbeschwerden: Obwohl ihm schlecht ist, hat es Hunger. Seine Übelkeit wird eigenartigerweise durch schwerverdauliche Speisen gebessert, »Schonkost« dagegen verträgt es nicht.

Folgen von Kummer oder Ärger

Durchfall

Akuter Durchfall ist eine Ausscheidungsreaktion des Darms, der mit vermehrter Tätigkeit versucht, sich möglichst schnell von schädlichen oder unverwertbaren Stoffen zu befreien. Häufigste Ursachen für Durchfall sind Nahrungsmittelunverträglichkeit (etwa Milch oder Obst) oder verdorbene Speisen. Babys leiden häufig während des Zahnens an Durchfällen. Erkältungskrankheiten oder Kinderkrankheiten können gleichfalls kurzzeitig von Durchfall begleitet werden, ebenso wenn ein Kind unter Angst, Aufregung, Lampenfieber oder Kummer leidet.
Hat ein Kind chronischen Durchfall und gedeiht dabei nur schlecht, können schwere Krankheiten der Darmschleimhäute die Ursache sein. Auch ein Befall mit Würmern führt zu chronischen Durchfällen.
Bei einem Baby, vor allem wenn es gestillt wird, sind ein weicher, breiiger Stuhl und fünf bis sechs Darmentleerungen innerhalb eines Tages völlig normal.
Rufen Sie umgehend Ihren Kinderarzt/Homöopathen
• wenn der akute Durchfall Ihres Babys oder Kleinkinds trotz Selbstbehandlung nicht spätestens nach zwei Tagen vorüber ist.

Milch und Obst werden oft nicht vertragen

Vorsicht bei Flüssigkeitsverlust
Bei kleinen Kindern bis zum zweiten Lebensjahr kann es durch den starken Flüssigkeits- und Mineralstoffverlust schnell zum lebensbedrohlichen Austrocknen des Körpers kommen: Teilnahmslosigkeit und Schwäche, schlaffe Haut, eingesunkene Fontanelle, eingefallenes Gesicht mit übergroß erscheinenden Augen, trockener Mund, fehlende Urinausscheidung und Atmung durch den Mund sind höchste Alarmzeichen, die einen sofortigen Arztbesuch erfordern.

■ **Zum Arzt**

- wenn schwerer, anhaltender Durchfall mit Erbrechen, Schmerzen und eventuell Fieber auftritt und sich das Allgemeinbefinden Ihres Kindes rasch verschlechtert (Verdacht auf Salmonellen-Infektion oder eine andere schwere infektiöse Erkrankung des Magen-Darm-Trakts).
- wenn Ihr Kind an chronischen Durchfällen leidet.

Begleitende Maßnahmen
- Geben Sie Ihrem Kind am ersten Tag nur leicht gesüßten Tee oder Mineralwasser (ein bis zwei Liter).
- Am zweiten Tag können Sie probieren, ob Ihr Kind wieder leichte Kost wie geriebene Äpfel mit Zwieback, Haferschleim, zerdrückte Bananen und Reis- oder Karottensuppe verträgt. In den folgenden drei Tagen sollte es nur leichtverdauliche Kost zu sich nehmen.

Die passenden homöopathischen Mittel
Dosierung für alle Mittel: 3mal je 5 Globuli im Abstand von 30 Minuten. Die Wirkung zwei Stunden abwarten. Danach sollte eine deutliche Besserung sichtbar sein. Wenn noch weiter leichte Beschwerden vorhanden sind: Nach Bedarf stündlich bis zweistündlich 5 Globuli, bis die Beschwerden abklingen.

TIP

Nach Ernährungsfehlern helfen am besten: Arsenicum album, Pulsatilla oder Bryonia

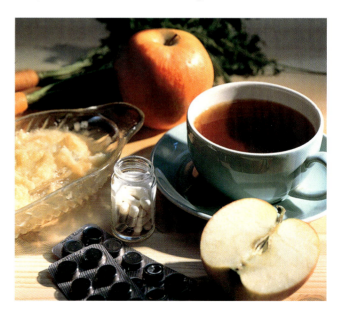

Nach einem Tag mit Tee werden oft geriebene Äpfel mit Zwieback wieder vertragen.

Arsenicum album D12 Wichtigstes Mittel bei Magen-Darm-Verstimmungen durch verdorbene Speisen. Ihr Kind hat sich durch eiskalte Getränke, Eiscreme oder kaltes Obst den Magen erkältet und Durchfall bekommen. Es fühlt sich sehr erschöpft, unruhig, hat brennende Bauchschmerzen und ist sehr blaß. Ihr Kind friert, verlangt nach Wärme und nach Wasser, das es in kleinen Schlucken trinkt.

Auch bei Durchfallerkrankungen auf Reisen in südliche Länder

Pulsatilla D12 Nach einer übergroßen Portion Eiscreme, Obst oder öligen, fetten Speisen ist Ihrem Kind schlecht geworden und nun hat es auch Durchfall. Zugleich ist es sehr weinerlich, anhänglich und liebebedürftig. Es fröstelt, möchte aber trotzdem frische Luft. Sein Gesicht ist blaß. Kein Durst.

Nach fetten, schweren Speisen

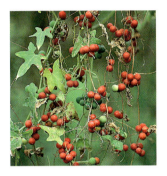

Bryonia D12 An einem warmen Sommertag hat Ihr Kind zur Abkühlung schnell große Mengen kalter Getränke hinuntergestürzt. Ihm ist übel, es klagt über stechende, schneidende Bauchschmerzen und hat Durchfall. Bei der geringsten Bewegung setzt erneut Durchfall ein. Ihr Kind ist reizbar, möchte allein sein.

Bryonia (Zaunrübe)

Colocynthis D12 Ärger oder eine Kränkung hat Ihr Kind so aufgeregt, daß es davon Durchfall mit starken Bauchkrämpfen bekommen hat. Es krümmt sich vor Schmerzen zusammen und rollt sich mit einem Kissen vor dem Bauch auf dem Boden. Es ist reizbar und ungeduldig. Andere mögliche Ursache des Durchfalls: Genuß von Obst.

Mit Bauchkrämpfen

Argentum nitricum D12 Vor einer Prüfung in der Schule, einer Reise oder einem anderen aufregenden Ereignis bekommt Ihr Kind regelmäßig heftigen Durchfall. Es ist sehr impulsiv, verbreitet oft nervöse Hektik und neigt zu unbegründeten Ängsten. Es liebt Süßigkeiten über alles, obwohl es sie nicht gut verträgt, dann muß es häufig laut rülpsen, bekommt Magenschmerzen oder auch Durchfall. Sein Bauch ist stark aufgetrieben, es gehen Blähungen ab. Der Durchfall hat eine grünliche Farbe, wie gehackter Spinat, und einen üblen Geruch.

TIP

Nach seelischer Anspannung und Ärger helfen am besten: Colocynthis und Argentum nitricum

Verstopfung

Jedes Kind entwickelt im Lauf der Zeit seinen eigenen Verdauungsrhythmus: Manche Kinder haben zweimal am Tag Stuhlgang, andere nur jeden dritten Tag und fühlen sich dabei ganz wohl. Von Verstopfung spricht man erst, wenn der Stuhlgang seltener als alle drei Tage erfolgt, oder wenn häufigerer Stuhlgang so hart und trocken ist, daß die Entleerung kleiner Mengen nur durch starkes Pressen und unter Schmerzen möglich ist. Ursachen für Verstopfung sind meist eine einseitige, ballaststoffarme Ernährung, zu wenig Flüssigkeit, Bewegungsmangel oder eine anlagebedingte Verdauungsschwäche. Auch seelische Anspannungen können Verstopfung zur Folge haben.

> **Nach Ursachen suchen**
> Wenn Ihr Kind bereits über einen längeren Zeitraum an Verstopfung leidet, lassen Sie es bitte ärztlich auf organische Veränderungen untersuchen. Aus homöopathischer Sicht ist chronische Verstopfung meist Ausdruck einer tieferliegenden Störung der Lebenskraft. Eine Konstitutionsbehandlung (Seite 7) ist dann in vielen Fällen hilfreich.

Begleitende Maßnahmen
- Bei Babys können Fruchtsäfte oder ein Obstpüree aus Aprikosen, Orangen oder Birnen helfen, den Stuhlgang zu fördern. Bei älteren Kindern können Sie es mit Trauben- oder Pflaumensaft oder mit getrockneten, am Abend zuvor eingeweichten Feigen, Trockenpflaumen oder Datteln versuchen.

Bedenken Sie bitte, daß Sie mit Fruchtsäften nicht die Ursache der Verstopfung beheben.

Zum Arzt

Suchen Sie Ihren Kinderarzt/Homöopathen auf
- wenn die Verstopfung trotz Selbstbehandlung nicht besser wird oder bald wiederkehrt.

Bringen Sie Ihr Kind umgehend ins Krankenhaus/ rufen Sie umgehend Ihren Kinderarzt/Homöopathen
- wenn Ihr Kind neben akuter Verstopfung zusätzlich Fieber bekommt, sein Bauch hart gespannt ist, Übelkeit und Bauchschmerzen im rechten Unterbauch auftreten (Verdacht auf Blinddarmentzündung).

- wenn Ihr Kind länger als drei Tage keinen Stuhlgang hatte, in schlechtem Allgemeinzustand ist, über Bauchschmerzen klagt und/ oder Kot erbricht (Verdacht auf Darmverschluß).

Die passenden homöopathischen Mittel
Dosierung für alle folgenden Mittel: 3mal täglich 5 Globuli zwei Tage lang

Dosierung

Calcium carbonicum D12 Ihr Kind hat auffallend selten Stuhlgang. Seltsamerweise scheint ihm die Verstopfung keine besonderen Beschwerden zu machen. Wenn es eine Darmentleerung hat, kommen riesige Mengen harten Stuhls. Sein Bauch ist meist groß und aufgebläht. Ihr Kind ist ein eigenwilliger kleiner Dickkopf. Es liebt Eier, kohlenhydrathaltige Speisen (Nudeln, Brot) und Süßigkeiten. Milch hat es schon als Baby nicht gut vertragen und darauf mit Durchfall, Erbrechen oder Verstopfung reagiert. Nächtlicher Kopfschweiß. Ihr Kind leidet oft an Erkältungen.

Selten Stuhldrang

Lycopodium D12 Ihr Kind leidet häufig unter Blähungen und Koliken. Wenn es verstopft ist, ist es schnell gereizt. Sein Bauch ist gebläht und sehr empfindlich gegen beengende Kleidung. Unsicheres, ängstliches, mißtrauisches Kind.

Blähbauch

Nux vomica D12 Ihr Kind hat starken Stuhldrang, ist aber innerlich so angespannt und verkrampft, daß entweder kein Stuhl kommt oder nur kleine Mengen entleert werden. Danach hat es das Gefühl, nicht fertig zu sein. Ihr Kind ist reizbar, ungeduldig und ehrgeizig.

Häufiger Stuhldrang, aber das Kind kann nicht

Natrium chloratum D12 Ihr Kind hat Stuhl, der wie Schafkot in kleine Bällchen zerbröselt und ihm beim Absetzen Schmerzen bereitet. Dabei kommt es häufig zu Blutungen und kleinen Rissen am After, deshalb möchte das Kind den Gang zur Toilette am liebsten vermeiden. Ihr Kind ist sehr feinfühlig und empfindlich, läßt sich aber nicht gerne trösten, wenn es traurig ist. Dann zieht es sich zurück und vergräbt sich in seinem Kummer.

Schafkotartiger Stuhl

Erkrankungen der Haut

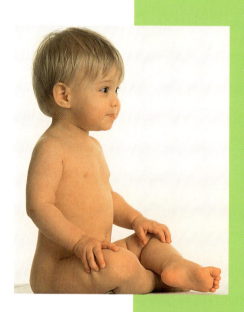

Die Haut, unser größtes, für alle sichtbares Organ, ist die Schutzhülle unseres Körpers und zugleich unser Kontaktorgan zu anderen Menschen; wir berühren und »begreifen« mit ihr. Bei einer Hautkrankheit müssen deshalb nicht immer nur äußere Faktoren im Spiel sein. Auch eine anlagebedingte Schwäche des Immunsystems oder ein »defekter« seelischer Schutzmechanismus kann sich über die Haut als akutes oder chronisches Hautleiden Ausdruck verschaffen.

Die Chancen der homöopathischen Behandlung

Die Homöopathie versteht die Symptome einer Hauterkrankung als den Versuch des Organismus, im Fall einer Erkrankung das gesunde innere Gleichgewicht all seiner Funktionen bei möglichst geringem Schaden für die Gesundheit aufrechtzuerhalten. So bringt er die Symptome »nach außen« auf die Haut, um zu verhindern, daß die vorhandene Störung tiefergreifende lebenswichtige Organe angreift. Werden nun im Rahmen einer schulmedizinischen Behandlung, etwa bei Neurodermitis, Kortisonsalben angewendet, die den Ausschlag verschwinden lassen, so bedeutet dies aus homöopathischer Sicht nicht Heilung, sondern Unterdrückung. Die Krankheit, die Störung der Lebenskraft, wird statt dessen wieder tiefer in den Organismus hineingedrängt, wo sie weit größeren Schaden anrichten kann.
So wurde festgestellt, daß sich nach Kortisontherapien aus Neurodermitis häufig Asthma entwickelt – eine für den Organismus weitaus bedrohlichere Erkrankung. Im günstigeren Fall tritt nach dem Absetzen des Kortisons der unterdrückte Ausschlag stärker wieder auf.

> **Vorteil der Homöopathie**
> Die Behandlung von Hauterkrankungen nach den Prinzipien der klassischen Homöopathie bietet in vielen Fällen die Chance einer sanften, tiefgreifenden Heilung. Viel Geduld und ein erfahrener Therapeut sind hier besonders wichtig.

Kopfgrind (Seborrhoische Dermatitis)

Kopfgrind oder seborrhoische Dermatitis entsteht durch eine Funktionsstörung der Talgdrüsen, an der vor allem Säuglinge in den ersten drei Lebensmonaten leiden, sie kann aber auch später auftreten. Dauert der Ausschlag mehrere Monate an und haben sich hartnäckige Krusten gebildet, empfiehlt sich eine Konstitutionsbehandlung (Seite 7). Vor allem auf dem behaarten Scheitel und Hinterkopf, aber auch im Gesicht und in seltenen Fällen an anderen Körperstellen bilden sich auf der geröteten Haut fettig-glänzende, gelbliche bis

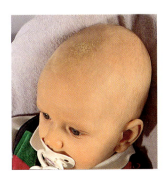

Kopfgrind juckt meist nicht.

**Konstitutions-
behandlung**

bräunlich-rote Schuppen. Am Kopf haften die Schuppen häufig sehr fest und bilden einen dicken öligen Belag, der die Haare verklebt. Im Gegensatz zum Milchschorf leidet das Kind meist nicht unter Juckreiz.

Begleitende Maßnahmen
• Tägliches Haarewaschen mit einem milden Babyshampoo hilft in leichten Fällen, die Schuppen schneller zu entfernen.
• Härtere Krusten müssen Sie mit Babyöl oder Vaseline aufweichen (am besten über Nacht einwirken lassen), bevor Sie diese sehr vorsichtig mit einer Bürste oder einem Kamm ablösen. Wenn die Haut darunter wund ist, cremen Sie den Kopf Ihres Kindes mit Calendula-Salbe (aus der Apotheke) ein.

Zum Arzt ■

Suchen Sie Ihren Kinderarzt/Homöopathen auf, wenn
• sich der Ausschlag auch auf den Körper ausbreitet.

Die passenden homöopathischen Mittel
Dosierung für alle folgenden Mittel: Einmal täglich je 5 Globuli, zwei Wochen lang. Danach sollte eine deutliche Besserung sichtbar sein. Die Einnahme erst bei Beschwerdefreiheit beenden.

Dosierung

*Mit nächtlichem
Kopfschweiß*

Calcium carbonicum D12 Dicke gelbe Schuppen und Krusten auf der Kopfhaut, vor allem am Hinterkopf, wo Ihr Kind auch sehr stark schwitzt. Es hat einen großen, runden Kopf und nur wenig Haare, die aufgrund des Ausschlags ausfallen können. Oft verträgt es Milch nicht gut. Es ist »gut im Futter« und sehr eigenwillig.

*Dicke Krusten, die eine
honiggelbe, klebrige
Flüssigkeit absondern
können*

Graphites D12 Sehr schmierige und fettige Kopfhaut. Der Ausschlag ist auch hinter den Ohren. Ihr Kind ist rundlich, hat ein eher ruhiges Temperament und ist ständig hungrig. Es neigt zu Verstopfung und rissiger Haut.

Schlimmer im Winter

Dulcamara D12 Trockene, dicke Schuppen und bräunliche, harte Krusten. Wenn Sie die Krusten entfernen wollen, blutet die Haut schnell. Der Ausschlag ist schlimmer im Winter und bei kalt-feuchtem Wetter.

Sulfur D12 Viele trockene Schuppen, die wie ein dünnes Häutchen die Kopfhaut bedecken. Die Haut darunter ist gerötet und kann jucken. Gegen das Kämmen oder eine Mütze wird sich Ihr Kind wehren. Es ist sehr lebhaft, neigt zu frühmorgendlichen wundmachenden Durchfällen und ist ein guter Esser und Trinker.

Waschen des Kopfes verschlimmert die Beschwerden

Wundsein (Windeldermatitis)

Akute Entzündungen der empfindlichen Haut am Po und im Analbereich kommen bei Babys häufig vor. Zu selten gewechselte Windeln, Wärmestau, Durchfall, scharfer Urin, zum Beispiel während der Zahnungszeit oder einer Infektion, aber auch allergische Reaktionen auf Nahrungsmittel, Seifenrückstände vom Waschen oder Waschmittelrückstände in Stoffwindeln können die Ursachen sein.

Die Bereiche um Anus, Genitalien und Leisten sind gerötet, rauh und schuppig, die Haut ist aufgequollen. In schwereren Fällen beginnt der wunde Bereich zu nässen oder gar zu bluten, auch ein Bläschenausschlag kann hinzukommen.

Das Kind fühlt sich unwohl und weint wegen der Schmerzen, sobald Urin oder Stuhl mit den wunden Bereichen in Kontakt kommt. In feuchten Windeln können sich zusätzlich Bakterien und Pilze ausbreiten und Entzündungen hervorrufen.

Ursache Hefepilze
Leidet Ihr Baby an chronischem Wundsein und Ausschlägen im Windelbereich, ist die Ursache eine anlagebedingte Schwäche des Verdauungstrakts, der oft eine Besiedelung mit Hefepilzen (Candida albicans) vom Mund bis zum After zugrunde liegt (Soor, Seite 49). Ihr Homöopath kann diese Schwäche mit einer Konstitutionsbehandlung (Seite 7) heilen.

Begleitende Maßnahmen
- Wechseln Sie die Windeln häufiger als sonst und waschen Sie dabei den Po jedesmal gründlich mit lauwarmem, klarem Wasser ab. Danach den Po gut abtrocknen
- Wenn der Ausschlag stark näßt, nehmen Sie zum Reinigen anstelle von Wasser einen mit unparfümiertem Babyöl getränkten Wattebausch.

48 Erkrankungen der Haut

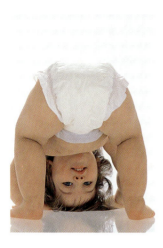

Windeln sollten möglichst oft gewechselt werden.

Zum Arzt

Sulfur (Schwefel)

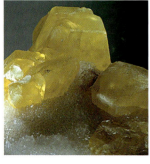

• Lassen Sie so oft wie möglich Luft und Licht an den Babypopo.
• Zusätzlich zur homöopathischen Behandlung können Sie dreimal täglich einen Calendula-Umschlag machen. Calendula desinfiziert die Haut und lindert die Entzündung. So wird der Umschlag gemacht: Geben Sie 20 Tropfen Calendula-Tinktur (aus der Apotheke) in 0,2 Liter lauwarmes Wasser. Befeuchten Sie ein sauberes Baumwolltuch damit und legen es einige Minuten auf die wunden Stellen. Danach trocknen Sie die Haut gründlich ab.
• Auch Calendula-Salbe, bei stark nässendem Ausschlag Calendula-Puder, die Sie nach dem Reinigen/Waschen auf die entzündeten Stellen auftragen, sind wirksame Hilfen für den wunden Po.

Suchen Sie Ihren Kinderarzt/Homöopathen auf
• wenn sich der Ausschlag über den Gesäßbereich hinaus über den Rücken oder den Bauch ausdehnt.
• wenn der Ausschlag auf tiefere Hautschichten übergreift, das heißt, wenn sich offene Wunden oder sogar Geschwüre bilden.

Die passenden homöopathischen Mittel

Dosierung für alle folgenden Mittel: 3mal täglich je 5 Globuli, drei Tage lang. Danach sollte eine deutliche Besserung sichtbar sein. Die Einnahme erst bei Beschwerdefreiheit beenden.

Chamomilla D12 Während der Zahnungsperiode hat Ihr Baby einen oft grünlichen Durchfall, der den Pobereich wund gemacht hat. Wegen der Schmerzen ist es sehr unruhig und gereizt. Es schreit und weint oft und läßt sich außer durch Umhertragen kaum beruhigen. Häufig ist eine Wange rot und heiß, die andere blaß und kalt. Warme Getränke mag es jetzt nicht. Manchmal kommt Fieber hinzu.

Sulfur D12 Die entzündeten Stellen sehen wie »roh« aus und fühlen sich heiß an. Ihr Baby ist gereizt, unruhig, kann es in keiner Lage lang aushalten. Scharfer übelriechender Durchfall ist Auslöser seines Wundseins. Vor jedem Stuhlgang schreit ihr Kind.

Rhus toxicodendron D12 Die entzündete Haut ist geschwollen, es haben sich kleine Bläschen darauf gebildet, die stark jucken und auch nässen können. Ihr Kind ist erregt und unruhig, bewegt sich ständig hin und her, findet in keiner Lage Ruhe. Bei feuchtem, kaltem Wetter verschlimmern sich die Beschwerden.

Mundschwämmchen (Soor)

Erkrankt ein Säugling an Soor, ist meistens seine geschwächte Abwehrkraft die Ursache. So kommt es etwa nach einer Behandlung mit Antibiotika stets auch zu einer Verminderung der natürlichen Mundschleimhautflora, das heißt zu einer Störung des natürlichen Gleichgewichts der Mikroorganismen im Mundraum. Zunächst siedeln sich die Candida-Pilze dort an und können anschließend den gesamten Verdauungstrakt und den Genitalbereich befallen.
Auf Wangenschleimhaut, Zunge, Zahnfleisch oder Gaumen sind kleine bis linsengroße weiße Stippchen und Flecken zu erkennen, die wie geronnene Milch aussehen. Beim Versuch, sie abzuwischen, kann es leicht zu kleinen Blutungen kommen. Dehnen sich die Flecken flächenhaft aus, treten oft Entzündungen auf. Leidet Ihr Kind an chronischem Pilzbefall, das heißt Mund- und Genitalbereich sind immer wieder befallen, empfiehlt sich eine Konstitutionsbehandlung (Seite 7) zur Stärkung der Abwehrkräfte.

Die passenden homöopathischen Mittel
Borax D12 Wenn es ißt oder trinkt, weint Ihr Kind, weil Nahrung und Getränke in seinem Mund »brennen«. Die weißlichen Beläge sind von einem roten Hof umgeben. Ihr Kind ist auffallend furchtsam, empfindlich und ärgerlich. Wenn Sie es in sein Bettchen legen oder mit ihm eine Treppe hinuntergehen, klammert es sich an Ihnen fest und weint ängstlich.
Dosierung: 3mal in stündlichem Abstand je 5 Globuli. Danach alle zwei Stunden 5 Globuli. Nach einem Tag sollte eine deutliche Besserung sichtbar sein. Weiter bis zur Beschwerdefreiheit 3mal täglich 5 Globuli.

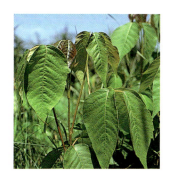

Rhus toxicodendron (Giftsumach)

Ursache dieses Ausschlags auf der Mundschleimhaut ist der Hefepilz Candida albicans

TIP

Bei weitflächiger Ausdehnung der Beläge im Mund-Rachen-Raum sollten Sie Ihren Kinderarzt/Homöopathen aufsuchen.

Wichtigstes Mittel

Starker Speichelfluß

Mercurius solubilis D12 Ihr Kind hat auffallenden Speichelfluß, der das Kissen feucht macht. Die Zunge wirkt vergrößert, ist gelblich belegt. Zusätzlich tritt Durchfall auf, der den After wund macht. Es schwitzt stark und reagiert sehr empfindlich auf Temperatur- oder Stimmungswechsel.
Dosierung: 3mal in stündlichem Abstand 5 Globuli. Danach alle zwei Stunden 5 Globuli. Nach einem Tag sollte eine deutliche Besserung sichtbar sein. Weiter bis zur Beschwerdefreiheit 2mal täglich 5 Globuli.

Kalium chloratum D12 Wenn Borax nicht geholfen hat. Dosierung wie unter Mercurius.

Nesselsucht, Quaddeln (Urticaria)

Ursache für das plötzliche Auftreten von Hautquaddeln sind meist allergische Reaktionen auf Nahrungsmittel (zum Beispiel Fisch, Meeresfrüchte, Eier oder Milch), Medikamente (zum Beispiel Penizillin, Antibiotika, Sulfonamide), Kosmetika oder Farbstoffe. Häufig löst auch der Kontakt mit einer Pflanze oder einem Tier (Brennessel, Qualle, Insektenstich) die Nesselsucht aus. Ebenso können thermische Reize wie Wärme, Kälte, Sonneneinstrahlung oder physikalische Reize wie Druck zu Quaddelbildung führen. Die Beschwerden beginnen meist plötzlich: Heftiger Juckreiz und Prikkeln begleitet die Bildung von roten Quaddeln, die sich unregelmäßig begrenzt oder flächenhaft auf dem Körper ausbreiten. Die Quaddeln kann man auf der Haut fühlen, die geschwollen ist und sich teigig anfühlt.

Unterschiedliche Auswirkungen
Die Beschwerden können innerhalb einiger Stunden vergehen oder auch zwei bis drei Tage anhalten, wobei der Ausschlag in Schüben erscheint. Die Quaddeln können auch von leichtem bis mäßigem Fieber begleitet sein (Nesselfieber).

Begleitende Maßnahmen
• Probieren Sie aus, ob es Ihrem Kind besser geht, wenn Sie die betroffenen Hautstellen kühlen oder wärmen.

- Essigwasser-Umschläge (1:1) helfen, den Juckreiz und die Schwellung zu lindern.

Rufen Sie sofort den Notarzt/bringen Sie Ihr Kind ins Krankenhaus
- wenn zusätzlich plötzlich die Schleimhäute der Atemwege anschwellen und Atemnot auftritt (Schock- und Erstickungsgefahr).

■ **Zum Arzt**

Die passenden homöopathischen Mittel
Dosierung für alle folgenden Mittel: 3mal je 5 Globuli im Abstand von 30 Minuten. Bei Besserung nach Bedarf stündlich bis zweistündlich 5 Globuli bis zum Abklingen der Beschwerden.

Dosierung

Urtica urens D12 Ihr Kind klagt über starkes Hautjucken, Prickeln und Brennen, als wäre es in Brennesseln gefallen. Wärme und körperliche Anstrengung haben die Beschwerden ausgelöst.

Das wichtigste Mittel

Apis D12 Die Quaddeln sind stark geschwollen und sehen hellrot aus, die Haut ist sehr berührungsempfindlich. Brennende, stechende Schmerzen und starkes Jucken. Kratzen macht die Beschwerden schlimmer. Kalte Anwendungen (Umschlag) und ein kühler Raum lindern dagegen.

Wärme jeglicher Art und Schwitzen verschlimmern die Beschwerden

Arsenicum album D12 Ursache für die Quaddeln sind möglicherweise verdorbene Lebensmittel, oder Ihr Kind hat Fisch gegessen, den es nicht vertragen hat. Brennende Schmerzen, starke Schwellung und Juckreiz. Die Beschwerden werden durch Wärme gebessert.

Wenn verdorbene Lebensmittel die Ursache sind

Rhus toxicodendron D12 Durch kalte Luft, Nässe oder nachdem Ihr Kind geschwitzt hat, haben sich die Beschwerden entwickelt. Die Quaddeln sehen aus wie kleine Bläschen oder Knötchen. Durch den starken Juckreiz wirkt Ihr Kind unruhig, es muß sich ständig bewegen. Möglicherweise kommt Fieber hinzu.

Unruhe begleitet die Beschwerden

Natrium chloratum D12 Feuchte Kälte, ein Aufenthalt am Meer oder Sonnenbestrahlung sind der Auslöser für die Nesselsucht Ihres Kindes. Auch der Genuß von

Nach Fisch, durch Sonne und am Meer

52 Erkrankungen der Haut

Fisch oder Meeresfrüchten kann die Beschwerden verursacht haben. Kalte Wasserumschläge lindern die Beschwerden.

Hitzepickel (Schweißfriesel)

Hitzepickel entstehen durch Wärmestau. Der Körper ist erhitzt, Schweiß staut sich in den Hautporen und kann nicht nach außen kommen, weil die Haut etwa durch zu enge, luftundurchlässige Kleidung, eine zu warme Bettdecke oder durch ein Heftpflaster bedeckt ist. Auch bei Fieber können Hitzepickel auftreten.
Um die Poren bilden sich juckende kleine klare Bläschen oder punktförmige rote Flecken.

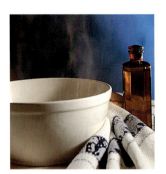

Waschungen mit kühlem Wasser helfen gegen den Wärmestau.

Begleitende Maßnahmen
- Sorgen Sie für Abkühlung, indem Sie die Zimmertemperatur senken.
- Ziehen Sie Ihrem Kind leichte Kleidung aus Naturfasern an.
- Waschen Sie Ihr Kind mit lauwarmem bis kühlem Wasser ab.

Die passenden homöopathischen Mittel

Dosierung

Dosierung für alle folgenden Mittel: 3mal je 5 Globuli im Abstand von 30 Minuten. Bei Besserung nach Bedarf stündlich bis zweistündlich 5 Globuli bis zum Abklingen der Beschwerden.

Salzkristalle (Natrium chloratum)

Rhus toxicodendron D12 Die Haut Ihres Kindes juckt und brennt unaufhörlich, dabei ist es sehr unruhig. Viele kleine Bläschen, um die sich ein roter Hof gebildet hat; geschwollene Haut. Die Hitzepickel treten oft bei einem fieberhaften Infekt auf.

Natrium chloratum D12 Vor allem bei heißem Sonnenwetter und nach körperlicher Anstrengung hat Ihr Kind Hitzepickel bekommen. Brennende, stechende Schmerzen auf der Haut, heftiges Jucken. Waschen mit kaltem Wasser bessert den Juckreiz.

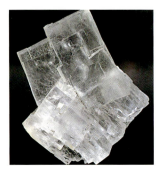

Lippenherpes (Herpes labialis)

Herpes an den Lippen ist eine Virusinfektion, die nach ihrem ersten Auftreten in einer Art Ruhephase (Latenz) im Körper verbleibt und in Zeiten geschwächter Abwehrkräfte, etwa bei Infektionen oder Fieber, nach Sonnenbestrahlung, unverträglichen Nahrungsmitteln oder in Zeiten seelischer Anspannung, immer wieder aufflammen kann. Bevorzugte Stellen der Herpesbläschen sind die Übergänge von Haut zu Schleimhaut, zum Beispiel die Lippen. Selten treten sie auch an den Augen oder im Mund auf.

Noch bevor der Ausschlag auftritt, empfindet das Kind Jucken und Brennen an der Lippe. Bald bilden sich traubenartig gruppierte kleine Bläschen mit zunächst wäßrigem, später eitrigem Inhalt, die unangenehm brennen und jucken. Nach zwei bis drei Tagen entleeren sich die Bläschen oder trocknen ein; es bilden sich gelbe Krusten, die langsam abheilen.

Leidet Ihr Kind häufig unter Herpesbläschen, empfiehlt sich eine Konstitutionsbehandlung (Seite 7) zur Stärkung der Abwehrkräfte.

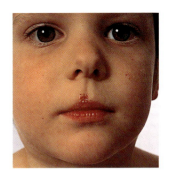

Die Bläschen auf den Lippen brennen und jucken.

Die passenden homöopathischen Mittel

Dosierung für alle folgenden Mittel: 3mal täglich je 5 Globuli, nach 2 Tagen muß eine deutliche Besserung sichtbar sein. Weiterbehandeln, bis die Beschwerden vollkommen abgeklungen sind.

Dosierung

Rhus toxicodendron D12 Wenn Ihr Kind einen fieberhaften Infekt, eine Erkältung oder eine Magenverstimmung hat, bekommt es ziemlich regelmäßig stark juckende Herpesbläschen an den Lippen oder um den Mund herum. Gleichzeitig ist es unruhig. Die Beschwerden verschlimmern sich durch Kälte oder Nässe.

Unruhe begleitet die Beschwerden

Natrium chloratum D12 Die Herpesbläschen auf den Lippen verursachen brennende, reißende Schmerzen. Ihr Kind ist in der Regel durstig, verträgt keine Sonne und mag gerne Salziges essen. Es ist empfindsam, zieht sich mit seinen Gefühlen zurück, mag keinen Trost.

Bei Fieber, Erkältungen, nach Sonnenbädern oder dem Verzehr von Meeresfrüchten

Hepar sulfuris D12 Die Herpesbläschen bei Ihrem Kind sind bereits prall mit Eiter gefüllt. Es klagt über splitterartige, stechende Schmerzen. Wenn ein warmes Getränk die Lippen berührt, empfindet es dies als angenehm. Ihr Kind ist fröstelig, reizbar und häufig erkältet. Es neigt zu eitrigen Entzündungen.

Die Lippen sind äußerst berührungsempfindlich

Nagelfalzentzündung (Panaritium, Umlauf)

Durch kleine Verletzungen, rissige Nagelbette, trockene Haut und Nägelbeißen können um den Nagel herum Bakterien oder Pilze eindringen und Entzündungen des Nagelfalzes verursachen (Panaritium, Umlauf). Der Bereich um den Nagel ist gerötet, geschwollen und schmerzt. Schreitet die Entzündung fort, bildet sich Eiter unter der Haut.

Rufen Sie umgehend Ihren Kinderarzt/Homöopathen
• wenn sich die Umgebung des Nagels rotblau verfärbt oder ein roter Strich den Arm hinaufzieht (Verdacht auf Blutvergiftung).
• wenn starke Schmerzen und Fieber hinzukommen (Verdacht auf Lymphgefäßentzündung).
• wenn sich eine eitrige Entzündung trotz Selbstbehandlung nach zwei Tagen nicht sichtbar gebessert hat.

Zum Arzt

Die passenden homöopathischen Mittel
Dosierung: 3mal je 5 Globuli im Abstand von 30 Minuten. Bei Besserung weitere drei Tage je 5 Globuli morgens und abends.

Dosierung

Belladonna D12 Beginnende Entzündung mit heftigen, klopfenden Schmerzen und Berührungsempfindlichkeit. Der Finger ist leuchtend rot, geschwollen und heiß.

Klopfende Schmerzen

Apis D12 Um das Nagelbett ist der Finger prall geschwollen und glänzt rosarot. Stechende, brennende Schmerzen, die betroffene Stelle ist sehr berührungsempfindlich. Lokale Wärmeanwendung verschlimmert die Schmerzen, kalte Umschläge/Bäder bessern.

Stechende Schmerzen

Hepar sulfuris D12 An der betroffenen Stelle hat sich Eiter gebildet. Stechende Schmerzen, große Berührungsempfindlichkeit. Ein warmes Handbad lindert die Beschwerden. Ihr Kind neigt zu eitrigen Entzündungen und schlecht heilenden Verletzungen.

Eiter

Warzen

Warzen werden durch Viren ausgelöst. Sie erscheinen als weiche, manchmal verhornte Knoten auf der Haut. Bei Kindern findet man am häufigsten flache, hautfarbene Warzen, die überall am Körper vorkommen können. Sie machen meist keine Beschwerden und verschwinden nach einiger Zeit von selbst. Eine andere häufige Warzenform bei Kindern sind die verhornten, nach innen wachsenden Dornwarzen. Sie sitzen vor allem unter den Fußsohlen und können beim Laufen Schmerzen verursachen.

Das sollten Sie wissen
Im allgemeinen sind Warzen harmlos. Sitzen sie jedoch im Gesicht oder an den Händen, sind sie für ein Kind oft mehr als nur ein Schönheitsfehler, unter dem es seelisch leidet.

Eine operative Entfernung der Warzen kann der Hautarzt vornehmen, allerdings kommen sie danach oft an gleicher oder anderer Stelle wieder.
Leidet ihr Kind schon lange Zeit unter Warzen, die sich hartnäckig gegen Tinkturen, Puder oder sogar operative Entfernung behaupten, kann ihm eine Konstitutionsbehandlung helfen (Seite 9).

Konstitutionsbehandlung

Weitere häufige Beschwerden

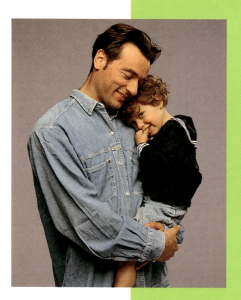

Vom Kopf bis zu den Füßen, von den Zahnungsbeschwerden bis zur Nagelbettentzündung – Beschwerden im gesamten Körper können mit homöopathischen Mitteln behandelt werden. Auch für die klassischen Kinderkrankheiten wie Windpocken, Mumps oder Masern gibt es homöopathische Arzneien, die zwar nicht den Ausbruch der Erkrankung verhindern oder die Krankheit abkürzen, aber das Immunsystem des kranken Kindes auf sanfte Weise so unterstützen, daß die Krankheit ohne Komplikationen verlaufen kann.

Masern

Die Masern werden durch einen Virus ausgelöst und sind sehr ansteckend: Bereits ein bis zwei Tage vor Ausbruch der Krankheit bis zum vollständigen Abklingen des Ausschlags sind sie durch Tröpfcheninfektion übertragbar. Die Inkubationszeit, die Zeit zwischen Ansteckung und Ausbruch der Krankheit, beträgt zehn bis 14 Tage.

Erstes sicheres Zeichen für Masern: weißliche Flecken auf der Wangenschleimhaut (Kopliksche Flecken)

In den ersten drei bis vier Tagen der Erkrankung leidet das Kind an einer fiebrigen Erkältung: Es hat Schnupfen, Halsweh, Husten, lichtempfindliche, gerötete und verschwollene Augen und meist mäßiges Fieber.
Am vierten oder fünften Tag steigt das Fieber deutlich an, 40 °C sind keine Seltenheit. Hinter den Ohren entwickelt sich ein hellroter Ausschlag, der sich innerhalb von zwei Tagen über Oberkörper und Extremitäten ausbreitet. Die einzelnen Flecken fließen zusammen, werden dunkler und können stark jucken. Die Lichtempfindlichkeit kann so groß werden, daß das Kind nur im abgedunkelten Raum liegen mag.

Erleichternde Maßnahmen
Ihr Kind braucht viel Zuwendung, Ruhe und Wärme. Wegen seiner großen Lichtempfindlichkeit sollte es tagsüber im abgedunkelten Zimmer liegen oder eine Sonnenbrille tragen. Nach Abklingen des Ausschlags sollte sich Ihr Kind noch einige Tage möglichst ruhig halten. Selbst wenn es sich schon wieder völlig gesund fühlt, lassen Sie es noch nicht wieder in den Kindergarten oder in die Schule gehen.

Nach drei bis vier Tagen sinkt das Fieber, der Ausschlag geht langsam zurück, dabei wandert er meist von »oben« nach »unten« und ist zuletzt nur noch an den Füßen zu sehen.
Zusätzliche bakterielle Infektionen können eine Mittelohr-, seltener eine Lungenentzündung verursachen. Die gefürchtete Gehirnentzündung (Enzephalitis) ist dagegen äußerst selten.

Bringen Sie Ihr Kind umgehend ins Krankenhaus
• bei zusätzlichen Symptomen wie Nackensteifigkeit, sehr starken Kopfschmerzen, Krämpfen oder Zuckungen (auch einzelner Körperteile), oder wenn Ihr Kind mit dem Kopf hin- und herrollt (Verdacht auf Gehirnentzündung = Enzephalitis).

■ **Zum Arzt**

Rufen Sie umgehend Ihren Kinderarzt/Homöopathen
• wenn der Ausschlag blaß oder bläulich wird, nachdem er »normal« ausgesehen hat, oder wenn er nicht richtig herauskommt. Dabei hat Ihr Kind anhaltend hohes Fieber, es fühlt sich entweder sehr erschöpft und benommen oder aber es ist auffallend unruhig (Verdacht auf »nach innen geschlagene Masern«).
• wenn Ihr Kind bei hohem Fieber über starke Ohrenschmerzen klagt (Verdacht auf Mittelohrentzündung).
• wenn Sie unsicher sind im Hinblick auf Schwere oder Verlauf der Krankheit.

Die passenden homöopathischen Mittel

Dosierung

Dosierung für alle folgenden Mittel: 3mal je 5 Globuli im Abstand von 30 Minuten. Danach zwei Stunden abwarten. Bei Besserung nach Bedarf stündlich bis zweistündlich 5 Globuli. In den nächsten Tagen bis zu 3mal täglich je 5 Globuli.

Wichtiges Mittel im Anfangsstadium

Aconitum D12 Plötzlich einsetzende heftige Erkältung mit schnell ansteigendem hohem Fieber. Die Haut fühlt sich trocken und heiß an und »brennt«. Ihr Kind wirkt unruhig und ängstlich, wirft sich im Bett hin und her. Es kann gerötete, lichtempfindliche Augen und einen trockenen, bellenden Husten mit brennenden Halsschmerzen haben. Heißes, klares Nasensekret. Durst auf kalte Getränke. Kopfschmerzen. Sobald Ihr Kind den Ausschlag entwickelt, ändern sich die Symptome oft, so daß ein neues Mittel notwendig wird.

Plötzlich einsetzendes hohes Fieber. Sein Körper ist glühend heiß, Hände und Füße dagegen sind kalt

Belladonna D12 Dieses Mittel ist ebenfalls häufig zu Beginn des Erkältungsstadiums angezeigt. Der Kopf Ihres Kindes ist rot und heiß, es hat stark gerötete, fiebrig glänzende Augen und erweiterte Pupillen. Ihr Kind ist überempfindlich gegen Licht, Geräusche, Bewegung oder Berührung. Es wirkt benommen oder erregt, beginnt in der Fieberhitze zu phantasieren. Meist ist es durstlos, manchmal wünscht es sich Limonade oder Zitronensaft. Trockener, krampfhafter Husten und pulsierende, klopfende Kopfschmerzen. Ein Belladonna-Zustand ist oft so schnell vorbei, wie er gekommen ist. Danach ändern sich die Symptome häufig, so daß ein neues Mittel notwendig wird.

Pulsatilla D12 Von Beginn der Krankheit an sind die Erkältungssymptome sehr deutlich ausgeprägt: Aus der Nase Ihres Kindes läuft reichlich gelblich-grüner, dicker Schleim, seine Augen sind verschwollen, jucken und sind morgens verklebt. Manchmal klagt Ihr Kind über Ohrenschmerzen, es kann auch Durchfall bekommen. Im Fieber leckt es sich häufig die trockenen Lippen, hat aber keinen Durst. Trockener Husten, der sich beim Hinlegen und in der Nacht verschlimmert – Ihr Kind muß sich beim Husten immer wieder aufrichten. Erst am Morgen lockert sich der Husten. Ihr Kind verlangt nach frischer Luft; im warmen, stickigen Zimmer geht es ihm schlechter. Oft strampelt es die Bettdecke weg. Es hält Sie mit seinen ständig wechselnden Beschwerden auf Trab.

Ihr Kind ist sehr weinerlich und quengelig, möchte dauernd von Ihnen umsorgt sein.

Euphrasia D12 Während des Krankheitsverlaufs überwiegen deutlich die Erkältungssymptome: Ihr Kind hat rot entzündete, tränende Augen. Nase und Augen laufen ständig; die Tränen brennen, das Nasensekret ist dagegen mild. Ihr Kind ist sehr lichtempfindlich und muß deshalb dauernd blinzeln. Tagsüber hat es einen trockenen Husten, der sich im Liegen bessert. Pochende Kopfschmerzen.

Ihr Kind sieht verweint, verschnupft und verschwollen aus

Bryonia D12 Ihr Kind möchte ganz still im Bett liegen. Die herausragenden Beschwerden sind der trockene, schmerzhafte Husten, bei dem sich Ihr Kind die Hände gegen die Brust drückt, sowie berstende Kopfschmerzen. Jede Bewegung verschlimmert die Schmerzen. Trockene Schleimhäute und trockene, aufgesprungene Lippen. Großer Durst vor allem auf kalte Getränke. Verstopfung.

Ihr Kind ist mürrisch und reizbar, möchte allein gelassen werden

Gelsemium D12 Die Beschwerden haben sich langsam entwickelt. Das wäßrige Nasensekret kann Nasenlöcher und Oberlippe wund machen. Ihr Kind ist schlapp, benommen und zittrig; es kann sich kaum auf den Beinen halten. Die Augenlider können halb über den Augen hängen. Es klagt über Kopfschmerzen am Hinterkopf. Kein Durst.

Zu Beginn des Fiebers ausgeprägter Schüttelfrost

Windpocken

Ansteckend ist die Krankheit zwei Tage vor Ausbruch bis sechs Tage nach Abklingen des Ausschlags

Die Windpocken sind eine sehr ansteckende Infektion, die durch einen Herpes-Virus (Varizella Zoster) verursacht wird. Die Erreger werden durch den Wind, aber auch durch direkten Kontakt mit dem Kranken übertragen. Die Inkubationszeit – die Zeit zwischen Ansteckung und Ausbruch der Krankheit – beträgt zwei bis drei Wochen.

Allgemeines Unwohlsein und leichtes bis mäßiges Fieber stehen am Anfang der Erkrankung. Tags darauf entwickelt sich der typische Ausschlag – rötliche, erhabene Flecken, die man auf der Haut fühlen kann. Bald werden daraus linsengroße Bläschen, die mit klarer bis trüber Flüssigkeit gefüllt sind. Sie trocknen einige Tage später ein und bilden Krusten, die nach etwa einer Woche abfallen. Der Ausschlag entwickelt sich in zwei bis drei Schüben, so daß bald mehrere Stadien gleichzeitig zu sehen sind. Die Bläschen breiten sich über den gesamten Körper aus, auch die Schleimhäute von Mund, Rachen, Augen oder der Genitalien können befallen sein. Das Kind klagt über Juckreiz, der schwach ausgeprägt sein kann oder aber so stark, daß er für das Kind unerträglich wird. Aufgekratzte Bläschen können sich entzünden; eine zusätzliche bakterielle Infektion der Haut kann dann zu Hauteiterungen und Narben führen.

Unterschiedlicher Verlauf
Schwerer können die Windpocken bei jenen Kindern verlaufen, deren Immunsystem bereits durch eine chronische Krankheit, zum Beispiel Neurodermitis, Psoriasis oder Diabetes, geschwächt ist. Jugendliche und Erwachsene entwickeln oft einen stärkeren Ausschlag als Kinder.

Begleitende Maßnahmen
• Ziehen Sie Ihrem Kind Kleidung aus weichen, nicht zu eng anliegenden Baumwollsachen an. So entsteht kein Wärmestau, der den Juckreiz begünstigt.
• Schneiden Sie die Fingernägel Ihres Kindes möglichst kurz, damit es sich beim Kratzen nicht verletzt.
• Manchen Kindern tut es gut, einmal am Tag kurz mit lauwarmem Wasser (ohne Seife!) abgeduscht oder abgewaschen zu werden, andere vertragen dies nicht.

Rufen Sie Ihren Kinderarzt/Homöopathen
• wenn sich durch Aufkratzen der Bläschen größere Entzündungs- oder Eiterherde auf der Haut bilden.
• wenn Sie unsicher sind im Hinblick auf Schwere oder Verlauf der Krankheit.

Zum Arzt

Die passenden homöopathischen Mittel
Dosierung für alle folgenden Mittel: 3mal je 5 Globuli im Abstand von 30 Minuten. Danach zwei Stunden abwarten. Bei Besserung nach Bedarf stündlich bis zweistündlich je 5 Globuli. In den nächsten Tagen bis zu 3mal täglich je 5 Globuli.

Dosierung

Rhus toxicodendron D12 Sobald sich Bläschen gebildet haben, ist dies das am häufigsten angezeigte Mittel zur Linderung des Juckreizes: Im Vordergrund der Beschwerden steht der starke Juckreiz, der Ihrem Kind zu schaffen macht, dabei wirkt es sehr ruhelos. Zwischen den Bläschen ist die Haut gerötet, geschwollen und brennt. Möglicherweise haben sich auch an den Genitalien und im Mund Bläschen gebildet. Ihr Kind klagt oft über Gliederschmerzen, die nur durch Bewegung gemildert werden.

Wichtigstes Mittel gegen Juckreiz

Mezereum D12 Zusätzlich zum beinahe unerträglichen Juckreiz klagt Ihr Kind über stark brennende, schmerzende Haut. Schon die leichteste Berührung, etwa durch Kleidung, verschlimmert die Beschwerden. Um die Bläschen hat sich ein roter Hof gebildet. Besonders schlimm sind die Beschwerden nachts im Bett und durch Bettwärme.

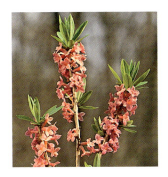

Mezereum (Seidelbast)

Bei stark brennender, schmerzender Haut.

Sulfur D12 Waschen und Baden ist unmöglich. Ihr Kind fühlt sich heiß und trocken an, die Haut brennt und juckt intensiv, so daß es sich dauernd kratzen will. Wenn es im Schlaf schwitzt, verbreitet es einen sauren Geruch. Durst auf kalte Getränke, aber kein Appetit.

Die Haut wird schlimmer durch Wasser

Antimonium crudum D12 Ihr Kind ist äußerst reizbar und verdrießlich. Der Ausschlag hat auch Mundschleimhäute und Lippen befallen, die Zunge ist dick weiß belegt. Im Fieber kann Ihrem Kind übel werden, so daß es erbrechen muß.

Das Kind will nicht, daß Sie es ansehen oder anfassen

Ihr Kind ist sehr weinerlich, quengelig und anhänglich

Pulsatilla D12 Vor allem wegen des Hautjuckens ist das Kind sehr verzweifelt. Sobald Sie es trösten, geht es ihm besser. Im warmen Bett sind die Beschwerden am schlimmsten, darum strampelt es die Bettdecke weg. Ihr Kind mag ein kühles Zimmer und viel frische Luft. Trotz trockenem Mund kein Durst.

Mumps (Ziegenpeter)

Bei Mumps steht vor allem die Entzündung der Ohrspeicheldrüsen, oft auch der anderen Kieferspeicheldrüsen im Vordergrund. Die vor dem Ohr gelegenen Ohrspeicheldrüsen schwellen zunächst einseitig, bald darauf beidseitig so stark an, daß die Ohren dabei abstehen können. Entzünden sich zusätzlich die Unterkieferspeicheldrüsen, ist auch der Hals geschwollen. Schon das Öffnen des Mundes, vor allem jedoch das Kauen bereitet dem Kind starke Schmerzen. Nach etwa einer Woche klingt die Schwellung langsam ab und die Krankheit ist überstanden.

Ansteckungsgefahr
Mumps, auch Ziegenpeter genannt, ist eine durch Tröpfcheninfektion übertragene ansteckende Viruserkrankung. Am häufigsten erkranken Kinder zwischen dem dritten und achten Lebensjahr daran, Jungen doppelt so häufig wie Mädchen. Die Inkubationszeit – die Zeit zwischen Ansteckung und Ausbruch der Krankheit – beträgt zwei bis drei Wochen. Mumps ist sechs Tage vor Ausbruch der Krankheit bis etwa acht bis zehn Tage danach ansteckend.

Wenn männliche Jugendliche nach der Pubertät an Mumps erkranken, kann das Virus auch die Geschlechtsorgane befallen und in seltenen Fällen als Spätfolge zu Zeugungsunfähigkeit führen.

Begleitende Maßnahmen
• Das Kauen fester Nahrung ist für Ihr Kind jetzt sehr schmerzhaft. Stellen Sie deshalb die Ernährung auf weiche Kost um: Breis, Suppen oder Quarkspeisen kann es noch am ehesten schlucken.
• Vermeiden Sie saure Getränke und scharfe Gewürze, die die entzündeten Speicheldrüsen unnötig zu vermehrter Speichelbildung reizen.

Rufen Sie umgehend Ihren Kinderarzt/Homöopathen
• wenn bei Ihrem nach der Pubertät erkrankten Sohn Schmerzen oder Schwellungen der Hoden auftreten (Verdacht auf Hodenentzündung).
• wenn eine Woche nach Krankheitsbeginn bei Ihrem Kind plötzlich starke Übelkeit, Erbrechen und heftige Bauchschmerzen auftreten (Verdacht auf Bauchspeicheldrüsenentzündung).
• wenn zwei oder drei Wochen nach Krankheitsbeginn die Drüsen erneut anschwellen und Ihr Kind wieder fiebert (Rückfall).
• wenn Ihr Kind plötzlich schlecht hört (Verdacht auf Schädigung des Hörnervs).
• wenn Sie unsicher sind im Hinblick auf Schwere oder Verlauf der Krankheit.

Bringen Sie Ihr Kind umgehend ins Krankenhaus
• wenn Ihr Kind ein bis zwei Wochen nach Krankheitsbeginn erneut hoch fiebert, über sehr starke Kopfschmerzen mit einem steifen Nacken klagt, auffallend abgeschlagen ist oder Krampfanfälle bekommt (Verdacht auf Hirnhautentzündung = Meningitis).

■ **Zum Arzt**

Die passenden homöopathischen Mittel
Dosierung für alle folgenden Mittel: 3mal je 5 Globuli im Abstand von 30 Minuten. Danach zwei Stunden abwarten. Bei Besserung nach Bedarf stündlich bis zweistündlich 5 Globuli. In den nächsten Tagen bis zu 3mal täglich je 5 Globuli.

Dosierung

Belladonna D12 Plötzlich einsetzendes hohes Fieber und sehr schnell anschwellende Speicheldrüsen, vor allem der rechten Seite. Heftige, schießende Schmerzen. Schon das Schlucken von Flüssigkeit fällt Ihrem Kind schwer. Es hat einen trockenen Hals, aber wenig Durst. Heißes, glühendrotes Gesicht, glasige, entzündete Augen, kalte Hände und kalte Füße. Ihr Kind wirkt abwesend, benommen oder aber aufgeregt, manchmal hat es Fieberphantasien.

Große Berührungsempfindlichkeit der Drüsen

Mercurius solubilis D12 Der schlechte Atem Ihres Kindes fällt Ihnen auf. Die Zunge ist gelb belegt, es hat einen fauligen oder metallischen Geschmack im Mund.

64 Weitere häufige Beschwerden

Besonders ausgeprägt: heftiger Speichelfluß

Die rechte Ohrspeicheldrüse ist meist stärker geschwollen als die linke. Ihr Kind hat großen Durst auf kalte Getränke und schwitzt vor allem während der Nacht sehr stark.

Ihr Kind ist sehr unruhig, wälzt sich im Bett hin und her

Rhus toxicodendron D12 Starke Schwellung der Ohrspeicheldrüsen, vor allem der linken Seite. Ihrem Kind fällt es schwer, den Mund zu öffnen; bewegt es die Kiefergelenke, können Sie knackende Geräusche hören. Die Zunge ist bis auf die rote Zungenspitze weiß belegt. An den Lippen hat es Fieberbläschen.

Ihr Kind möchte nicht angefaßt werden

Lachesis D12 Vor allem die linke Ohrspeicheldrüse ist stark geschwollen und schon die kleinste Berührung ist schmerzhaft. Ihr Kind kann nichts Enges am Hals vertragen. Es klagt über ein unerträgliches Spannungsgefühl in der geschwollenen Gesichtshälfte und kann kaum schlucken.

Steinhart geschwollene Speicheldrüsen, vor allem der rechten Seite

Phytolacca D12 Das Schlucken bereitet Ihrem Kind Schwierigkeiten; schon wenn es trinkt, schießen ihm die Schmerzen in die Ohren. Der Hals fühlt sich innen trocken, rauh und heiß an.

Bei sehr weinerlichen und empfindlichen Kindern

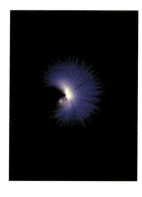

Pulsatilla D12 Ihr Kind will immer in Ihrer Nähe sein. Starker Mundgeruch, gelblich belegte Zunge. Die Schmerzen in den Speicheldrüsen sind schlimmer am Abend und beim Hinlegen. Kein Durst. Obwohl ihm nicht warm ist, will es immer frische Luft haben und deckt sich häufig ab.

Pulsatilla (Kirlianphoto)

Wichtiges Mittel bei Mumps

Jaborandi D12 Wirkt schmerzlindernd. Fast unaufhörlicher, reichlicher Speichelfluß und starke Schweißausbrüche sind die beiden auffälligsten Beschwerden. Probieren Sie dieses Mittel, wenn Ihr Kind keine deutlichen Symptome für eines der anderen Mittel aufweist.

Bettnässen

Bis zum Ende des dritten Lebensjahrs haben die meisten Kinder gelernt, Blase und Darm so zu kontrollieren, daß sie auch nachts trocken und sauber sind. Manche entwickeln diese Fähigkeit etwas schneller, andere brauchen dafür ein bißchen länger. Wenn ein Kind vom vierten Lebensjahr an allerdings noch regelmäßig Hose oder Bett naßmacht oder wenn es wieder damit beginnt, nachdem es schon einige Zeit trocken war, gilt es, die Gründe dafür herauszufinden. Zunächst sollten durch eine kinderärztliche Untersuchung körperliche Ursachen ausgeschlossen werden, etwa eine akute oder chronische Blasenentzündung (Seite 67), eine angeborene Fehlbildung der Harnwege oder ein Diabetes (Zuckerkrankheit).
Weit häufiger allerdings ist Bettnässen seelisch bedingt. Wenn das Kind auch nach dem vierten Geburtstag weiter nachts das Bett naßmacht, kann dies an einer zu strengen und ehrgeizigen Sauberkeitserziehung liegen, die es überfordert und so unter Druck setzt, daß es diesen Druck in der Nacht loswerden muß.
Näßt das Kind erneut ein, nachdem es bereits trocken war, ist dies meist ein »seelischer Notruf« in Situationen, die es nicht bewältigen kann, etwa wenn in der Familie häufig gestritten wird, es in den Kindergarten oder in die Schule kommt oder ein Geschwister geboren wird.

Oft ist Bettnässen seelisch bedingt. Im vierten Lebensjahr muß ein Grund dafür gesucht werden.

Behandlung bei seelischer Not
Wenn Sie merken, daß das nächtliche Einnässen für Ihr Kind wie auch für die Familie zu einem Problem wird, das Sie selbst nicht lösen können, ist es sinnvoll, einen Homöopathen aufzusuchen. Mit einer Konstitutionsbehandlung kann er helfen, das seelische Gleichgewicht Ihres Kindes wieder herzustellen (Seite 7).

Bindehautentzündung (Konjunktivitis)

Eine Entzündung der Augenbindehaut kann verschiedene Ursachen haben – entweder äußere Einwirkungen wie Zugluft, Wind, Sonne, Wasser, eine Augenverletzung oder Infektionen mit Bakterien oder Viren. Eine Bindehautentzündung kann auch als Begleiterscheinung einer Erkältungskrankheit (Seite 12) oder bei Masern (Seite 57) auftreten, ebenso bei Verletzungen am Auge.
Anfangs hat das Kind häufig Juckreiz oder das Gefühl, als habe es Sand im Auge; das Auge rötet sich bald danach, schwillt an und beginnt, stark zu tränen. Häufig klagt das Kind auch über Lichtempfindlichkeit. Sind Bakterien die Auslöser, kommt es zusätzlich zu eitrigen Absonderungen aus dem Auge.
Wenn Ihr Kind häufig oder chronisch an Bindehautentzündung leidet, empfiehlt sich eine Konstitutionsbehandlung (Seite 7).

Die passenden homöopathischen Mittel

Dosierung

Dosierung für *Aconitum, Belladonna, Apis:* 3mal je 5 Globuli im Abstand von 30 Minuten, die Wirkung zwei Stunden abwarten. Bei Besserung 2mal täglich je 5 Globuli bis zum Abklingen der Beschwerden.
Dosierung für *Euphrasia, Pulsatilla, Rhus toxicodendron:* 3mal täglich je 5 Globuli, einen Tag lang. Danach muß eine deutliche Besserung sichtbar sein. Dann 2mal täglich 5 Globuli bis zum Abklingen der Beschwerden.

Nach kaltem Wind oder Zugluft

Aconitum D12 Plötzlicher Beginn einer Bindehautentzündung, nachdem Ihr Kind kaltem Wind oder Zugluft ausgesetzt war; auch Sand oder Staubteilchen im Auge können die Ursache sein. Es klagt über ein trockenes, heißes Gefühl in den Augen, als ob Sand darin sei. Starke Rötung, Tränenfluß und Abneigung gegen Licht.

Klopfende Schmerzen in den Augen

Belladonna D12 Sehr plötzlicher und heftiger Beginn der Beschwerden, möglicherweise nach langer Sonneneinstrahlung. Hochrote Bindehaut, erweiterte Pupillen, aber kein oder nur wenig Tränenfluß. Ihr

Kind hat klopfende Schmerzen in den Augen und das Gefühl, als wären die Augen dick geschwollen und würden aus dem Kopf fallen. Sehr lichtempfindlich.

Apis D12 Hellrote, geschwollene Bindehaut und dick geschwollene Augenlider. Ihr Kind hat zunächst brennende, dann plötzlich stechende Schmerzen in den Augen und Augenhöhlen bei gleichzeitigem heißem Tränenfluß. Kalte Auflagen lindern seine Schmerzen.

Dick geschwollene Augenlider

Euphrasia D12 Bindehäute und Lider sind gerötet und geschwollen. Die Augen brennen und beißen, deshalb muß Ihr Kind auch dauernd blinzeln. Es sieht verschwommen und ist sehr lichtempfindlich, möchte eine Sonnenbrille tragen oder im dunklen Zimmer sein. Reichlich wundmachendes eitriges Sekret kann aus den Augen fließen. An der frischen Luft geht es Ihrem Kind besser.

Wenn keine deutlichen Symptome für andere Mittel sprechen

Pulsatilla D12 Ihr Kind klagt über brennende, stechende Schmerzen und ein trockenes Gefühl in den Augen, obwohl reichlich dickes mildes gelbes Sekret fließt. Die Lider sind rot und geschwollen, morgens beim Erwachen sind sie verklebt. Ihr Kind reibt sich häufig die Augen. Im warmen Zimmer sind die Beschwerden am schlimmsten, besser dagegen an der frischen Luft.

Ihr Kind ist in wechselhafter, weinerlicher Stimmung

Blasenentzündung (Harnwegsinfektion)

Eine Blasenentzündung entsteht, wenn Bakterien von außen über die Harnröhre in die Blase geraten und dort eine Entzündung der Schleimhaut verursachen. Mädchen sind von Harnwegsinfekten weit häufiger betroffen als Jungen, da ihre Harnröhre wesentlich kürzer ist, so daß Bakterien leichter bis in die Blase und die oberen Harnwege (Harnleiter, Nieren) vordringen können.
Häufige Ursache für eine Blasenentzündung ist eine Infektion mit Darmkeimen aufgrund mangelnder oder

Denken Sie daran: Bei Blasenentzündungen besteht immer die Gefahr eines aufsteigenden Infekts, der bis in die Nieren reichen kann.

68 Weitere häufige Beschwerden

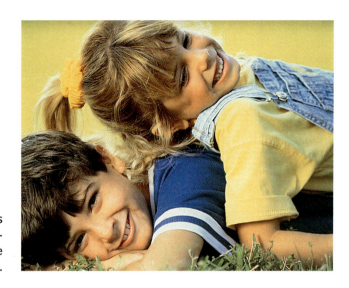

Spiele im nassen Gras können eine Blasenentzündung zur Folge haben.

falscher Hygiene nach dem Stuhlgang. Andere Auslöser für eine Blasenentzündung sind Auskühlen der Blase durch zu dünne Kleidung, Sitzen auf kaltem Boden oder in feuchtem Gras, kalte Füße oder Baden im kalten Wasser.

Bei Babys und Kleinkindern sind die Beschwerden oft nicht deutlich zu erkennen: Sie sehen krank aus, bekommen Fieber, müssen erbrechen und haben Bauchschmerzen.

Kinder von drei bis vier Jahren an klagen über ein Druckgefühl in der Blase, brennende oder krampfartige Schmerzen beim und nach dem Wasserlassen. Sie müssen häufig zur Toilette, wobei aber meist nur wenige Tropfen Urin kommen. War das Kind vor der Infektion schon »trocken«, kann es jetzt nachts wieder einnässen.

Wenn Fieber, Schüttelfrost, Rückenschmerzen (in der Nierengegend) oder Bauchkrämpfe hinzukommen, hat die Infektion auch die Harnleiter und Nieren erreicht und dort eine Entzündung verursacht.

Bei wiederholten Infekten
Wenn Ihr Kind mehrmals im Jahr an einem Harnwegsinfekt erkrankt, sollten Sie es vom Arzt auf eine Fehlbildung der Harnwege untersuchen lassen. Eine Konstitutionsbehandlung (Seite 7) kann die Immunkräfte Ihres Kindes stärken und so einer anlagebedingten Blasenschwäche entgegenwirken.

Rufen Sie umgehend Ihren Kinderarzt/Homöopathen
• wenn Ihr Kind jünger als drei Jahre ist. Bis zu diesem Alter kann Ihr Kind seine Beschwerden noch nicht genau beschreiben. Dann besteht die Gefahr, daß Symptome falsch gedeutet oder zu spät erkannt werden.
• wenn Ihr Kind zusätzlich zu den Beschwerden Fieber, Schüttelfrost, Rückenschmerzen oder Bauchkrämpfe bekommt (Verdacht auf Nierenentzündung).
• wenn Sie unsicher sind im Hinblick auf Schwere oder Verlauf der Krankheit.

Die passenden homöopathischen Mittel
Dosierung für alle folgenden Mittel: 3mal je 5 Globuli im Abstand von 30 Minuten, die Wirkung zwei Stunden abwarten. Bei Besserung alle 2 Stunden je 5 Globuli bis zum Abklingen der Beschwerden.

Dosierung

Aconitum D12 Dieses Mittel ist am Beginn einer Blasenentzündung sehr wirksam, wenn sich die Beschwerden sehr schnell entwickelt haben. Ihr Kind hat starke Schmerzen, es greift sich an die Genitalien und schreit. Unter Schmerzen kann es nur sehr wenig Urin lassen. Ihrem Kind ist heiß, eventuell hat es leichtes Fieber.

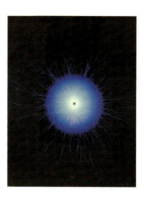

Das wichtigste Mittel im Anfangsstadium

Aconitum (Eisenhut)

Sarsaparilla D12 Ihr Kind hat brennende Schmerzen in der Harnröhre, die vor allem am Ende des Wasserlassens sehr stark sind. Dabei gehen entweder jedesmal große Mengen Harn ab oder es kommen nur wenige Tröpfchen. Ihr Kind ist seiner Schmerzen wegen ziemlich niedergeschlagen und weinerlich, schon Kleinigkeiten regen es auf. Es weint, bevor es auf die Toilette muß. Das wichtigste Mittel bei Blasenentzündung.

Hat Ihr Kind außer Schmerzen keine Symptome, beginnen Sie die Behandlung mit diesem Mittel

Cantharis D12 Ihr Kind klagt über heftige brennende oder schneidende Schmerzen in der Blase vor und nach dem Wasserlassen, vor allem aber währenddes-

Schmerzen während der Blasenentleerung

sen. Es muß dauernd auf die Toilette, dabei kommen aber nur wenige Tropfen Urin. Auch unwillkürlicher Harnabgang ist möglich.

Krampfhafte Schmerzen, erfolgloser Harndrang

Nux vomica D12 Obwohl das Kind das Gefühl hat, seine Blase sei zum Platzen voll, kommen immer nur wenige Tröpfchen, wenn es auf der Toilette ist. Die brennenden Schmerzen in der Harnröhre treten vor allem beim Wasserlassen auf. Ihr Kind verlangt nach einer Wärmflasche oder einem warmen Bad, weil dies seine Schmerzen lindert.

Von kalten Füßen oder nach einer Erkältung

Pulsatilla D12 Ihr Kind muß häufig zur Toilette, hat beim Wasserlassen brennende Schmerzen und auch danach krampfartige Schmerzen in der Blase. Nachts oder beim Lachen, Husten oder Niesen verliert es unwillkürlich Urin. Obwohl es jetzt eigentlich viel trinken sollte, hat Ihr Kind fast gar keinen Durst. Es ist in wechselhafter, weinerlicher Stimmung und braucht viel Zuwendung.

Empfindlich gegen Kälte und Nässe

Dulcamara D12 Ihr Kind hat drückende Schmerzen in Blase und Harnröhre, kann aber nur wenig Wasser lassen. Der Urin riecht übel und ist mit schleimigen Absonderungen vermischt. Möglicherweise hat Ihr Kind auch eiskalte Füße. Es ist ungeduldig, schlecht gelaunt und äußert seine vielen Wünsche im Befehlston. Was es eben noch haben wollte, lehnt es im nächsten Moment ab.

Migräne, Kopfschmerzen

Über zehn Prozent der Kinder, vor allem Mädchen, leiden vom sechsten Lebensjahr an häufig unter immer wiederkehrenden Kopfschmerzanfällen mit Übelkeit. Migräne, so heißen diese überaus quälenden Kopfschmerzen, wird bei Erwachsenen wie auch bei Kindern zu achtzig Prozent zurückgeführt auf Streß, Überforderung, unterdrückte Aggressionen und unbewältigte Konflikte in der Familie. Mit Kopfschmerzen versucht der kindliche Organismus verzweifelt, sich von inneren Belastungen zu befreien.

Bei Migräne äußern sich die Beschwerden in pochenden Kopfschmerzen, begleitet von Übelkeit, Erbrechen und Schwindel, vorübergehenden Seh- und Sprachstörungen und Kribbelgefühl in Armen oder Beinen. Manche Kinder sehen beim Schließen der Augen eigenartige Bilder. Ein solcher Schmerzanfall kann einige Stunden andauern.
Bei der Suche nach der Ursache werden seelische Konflikte leider meistens erst zuletzt in Betracht gezogen, und das betroffene Kind gerät häufig in eine Mühle von angstmachenden Untersuchungen. Auch wird es dann möglicherweise schon sehr früh an Schmerzmittel gewöhnt, die langfristig zu Gesundheitsschäden führen.

> **Besser als Schmerzmittel**
> Eine Konstitutionstherapie bei einem Homöopathen, der im Gespräch mit Eltern und Kind auch den seelischen und familiären Ursachen auf den Grund gehen wird, ist eine vielversprechende Alternative (Seite 7).

Polypen (vergrößerte Rachenmandel)

Wie die Gaumenmandeln gehört auch die Rachenmandel zum lymphatischen Abwehrsystem des Hals-Nasen-Rachenraums. Sie besteht aus einer Ansammlung kleiner Drüsen und Lymphknötchen, die sich (chronisch) vergrößern und dadurch Beschwerden hervorrufen können. Diese Wucherung nennt man Polypen. Sie können die Belüftungsgänge vom Mittelohr zur Ohrtrompete und den Nasennebenhöhlen verschließen, was zu chronischen Nebenhöhlen- und Ohrinfektionen oder zu Hörstörungen führen kann. Durch die behinderte Nasenatmung kann das Kind nur noch durch den Mund einatmen und schnarcht beim Schlafen.
Die Frage, mit der Eltern häufig in die homöopathische Praxis kommen, lautet, ob die Operation, bei der die Polypen entfernt werden und zu der ihnen der Kinderarzt geraten hat, nicht vielleicht doch vermeidbar ist. Wenn die

Polypen wirken sich auf die Nasennebenhöhlen und die Ohren aus

> **Rechtzeitig behandeln**
> Lassen die Eltern ihr Kind rechtzeitig konstitutionell behandeln (Seite 7), ist die Chance groß, daß sich die Polypen zurückbilden, wobei auch die Infektanfälligkeit des Kindes deutlich abnehmen wird.

Rachenmandel jedoch schon seit einigen Jahren sehr stark geschwollen ist und das Kind aus diesem Grund erhebliche Beschwerden hat, läßt sich die Schwellung kurzfristig durch kein homöopathisches Mittel beheben. In diesem Fall kann eine Operation sinnvoll und notwendig sein.

Reisekrankheit

Unter »Reisekrankheit« versteht man jene Beschwerden, die durch plötzliche ungewohnte Auf- und Abwärts- oder Drehbewegungen verursacht werden, bei denen es zu »Fehlmeldungen« zwischen dem Gleichgewichtsorgan im Innenohr und dem Gehirn kommt. Beim Fahren auf berg- oder kurvenreichen Strecken, bei plötzlichem Bremsen, starkem Wellengang oder unruhigem Flug wird dem Kind übel bis hin zum Erbrechen. Schwächegefühl, Schweißausbrüche oder Frost, Schwindel und Kopfschmerzen können hinzukommen.

Jede Bewegung ist zuviel

Begleitende Maßnahmen
- Vorbeugend: Vor Reiseantritt sollte Ihr Kind nicht allzu viel und keine schweren Speisen essen. Geben Sie Ihrem Kind rechtzeitig vor einer Reise ein homöopathisches Mittel.
- Legen Sie auf langen Autofahrten alle zwei Stunden einige Minuten Pause ein; lassen Sie Ihr Kind an der frischen Luft umherlaufen.
- Manche Kinder vertragen es nicht, beim Autofahren hinten zu sitzen. Bei ausreichender Sicherung setzen Sie ältere Kinder auf den Beifahrersitz.
- Im akuten Fall: Legen Sie Ihr Kind flach hin, wobei Sie vor allem seinen Kopf so lagern sollten, daß er möglichst wenig Erschütterungen ausgesetzt ist. Sorgen Sie für frische Luft.

Die passenden homöopathischen Mittel

Dosierung

Dosierung für alle folgenden Mittel:
Zur Vorbeugung, wenn Sie die Beschwerden Ihres Kindes noch so deutlich in Erinnerung haben, daß sie genau auf eines der beschriebenen Mittelbilder passen:

Drei Tage vor Reiseantritt 3mal täglich je 5 Globuli. Im akuten Fall: 3mal je 5 Globuli im Abstand von 15 Minuten. Kommen die Beschwerden nach einigen Stunden wieder: 2mal je 5 Globuli im Abstand von 15 Minuten.

Cocculus D12 Vor allem bei Autofahrten, aber auch beim Fliegen oder bei Schiffsreisen wird Ihrem Kind so schlecht, daß es erbrechen muß. Wenn es sich hinlegt, bessert sich sein Befinden, beim Aufrichten nehmen die Beschwerden wieder zu. Auch Kopfschmerzen, Durchfall und Schwindel können auftreten.

Das wichtigste Mittel bei Reisekrankheit, sowohl vorbeugend als auch im akuten Fall

Borax D12 Ihr Kind reagiert vor allem auf plötzliche Abwärtsbewegungen äußerst empfindlich. Wenn es noch klein ist, wird Ihnen vielleicht auffallen, daß es schon ängstlich schreit oder sich an Ihnen festhält, wenn Sie es in sein Bettchen zurücklegen möchten oder es eine Treppe hinuntertragen. Auch beim Fliegen durch »Luftlöcher«, beim steilen Abwärtsfahren mit dem Auto oder beim Auf und Ab im Bus wird Ihrem Kind schlecht bis hin zum Erbrechen.

Petroleum D12 Bei Fahrten mit dem Auto, auf dem Schiff oder im Flugzeug wird Ihrem Kind übel und schwindlig. Vor allem die Abgase aus dem Motor verträgt es nicht. Sobald es sich aufsetzt, fühlt es Schwindel im Hinterkopf. Es erbricht und klagt über Sodbrennen mit saurem Aufstoßen.

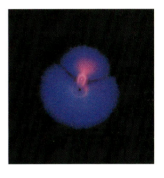

Petroleum (Kirlianphoto)

Trotz Übelkeit guter Appetit

Tabacum D12 Ihr Kind fühlt sich sehr kalt an, schwitzt, ist sehr schwach und blaß. Schon beim Öffnen der Augen wird ihm schwindlig und übel. Die geringste Bewegung verschlechtert seinen Zustand. Am auffallendsten ist, daß es nach frischer Luft verlangt und sich ständig den Bauch frei machen will.

Sehr schwach und blaß

Zahnungsbeschwerden

Die ersten Zähne kommen meist im Alter von etwa sechs Monaten. Bei manchen Babys verursacht das Zahnen keinerlei Probleme, andere wieder leiden sehr

Zahnen und Verdauungsbeschwerden treffen zusammen

darunter. In den folgenden zwei Jahren können, bis das Milchgebiß vollständig ist, bei jedem neuen Zahn auch immer wieder Beschwerden auftreten. Hinzu kommt, daß sich um den sechsten Lebensmonat die Funktion des Verdauungsapparates verändert. Das Baby, das bisher nur flüssige Nahrung gewohnt war, macht sich nun nach und nach mit fester Nahrung vertraut. Diese Umstellung führt häufig zu Verdauungsstörungen. Erste Zähnchen und neue Nahrung können dem Kind also sehr zu schaffen machen.

Das Baby hat Schmerzen im Kiefer, sein Zahnfleisch ist geschwollen und gerötet, dazu kommen starker Speichelfluß, Durchfall, Unruhe, manchmal auch Fieber. Es steckt häufig die Fäustchen oder Gegenstände in den Mund, auf denen es herumbeißt, weint häufig, wird quengelig und mürrisch. Auch nachts weint und schreit es, schläft unruhig, wacht häufig auf.

Zum Arzt

Rufen Sie Ihren Kinderarzt/Homöopathen
• wenn Ihr Kind während der Zahnung über mehrere Tage fiebert.
• wenn Sie nicht sicher sind, ob die Beschwerden Ihres Kindes auf die Zahnung zurückzuführen sind.

Dosierung

Die passenden homöopathischen Mittel
Dosierung für alle folgenden Mittel: 3mal je 5 Globuli im Abstand von 30 Minuten, die Wirkung zwei Stunden abwarten. Bei Besserung nach Bedarf alle ein bis zwei Stunden 5 Globuli. Dann weiter mit 2- bis 3mal täglich 5 Globuli.

Ihr Kind ist unruhig

Belladonna D12 Das Gesicht Ihres Kindes ist heiß und rot, seine Hände und Füße sind kalt. Plötzlich ansteigendes Fieber. Das Zahnfleisch ist dick geschwollen, intensiv gerötet und glänzt. Wenn Ihr Kind plötzlich aus dem Schlaf erwacht, wirkt es erschrocken und furchtsam. Spärliche Mengen grünlichen Durchfalls, der häufig abgeht. Kaum Durst.

Ihr Kind ist in höchst empfindlicher und gereizter Stimmung

Chamomilla D12 Vor allem nachts schreit Ihr Kind anhaltend und ist sehr unruhig. Nur wenn Sie es herumtragen, beruhigt es sich vorübergehend. Es hat Fieber, dabei ist eine Wange rot und heiß, die andere blaß und kalt. Heißer, wäßriger Durchfall von grüner oder gelblich-grüner Farbe, der nach verfaulten Eiern riecht und den Po wund macht. Blähungen und Bauchschmerzen können Ihrem Kind ebenfalls zu schaffen machen.

Podophyllum D12 Während der Zahnung preßt Ihr Kind immer wieder die Kiefer fest aufeinander. Große Mengen schmerzlosen, übelriechenden Durchfalls, der sich explosionsartig und spritzend entleert; er kann wäßrig oder grünlich sein und unverdaute Nahrungsreste enthalten.

Ihr Kind steckt immer wieder die Faust in den Mund

Rheum D12 Am ganzen Körper dünstet Ihr Kind einen auffallend sauren Geruch aus, der auch nach dem Baden oder Waschen bleibt. Dabei hat es sauer riechende, pastenartige Durchfälle, die einen brennenden, wunden Po verursachen. Manchmal erbricht es geronnene Milch. Vor allem nachts ist Ihr Kind weinerlich und gereizt.

Saurer Geruch

Cina D12 Ihr Kind kann nur schlafen, wenn Sie es hin- und herwiegen. Häufig reibt es an der Nase oder bohrt in ihr herum. Glühendrote Flecken auf den Wangen und dunkle Augenringe. Kurzzeitig kann sich der Körper krampfhaft verspannen.

Schlecht gelaunt, reizbar, ruhelos

Mercurius solubilis D12 Sehr starker Speichelfluß, der das Kopfkissen Ihres Kindes durchnäßt. Es riecht schlecht aus dem Mund, sein Zahnfleisch ist dunkelrot geschwollen. Blasses, verschwitztes Gesicht. Grünliche, wundmachende Durchfälle. Empfindlich auf geringste Temperatur- oder Stimmungsveränderungen, eventuell sehr durstig auf kalte Getränke.

In der Nacht schwitzt es sehr stark am ganzen Körper

In seelischer Not

Seelische Not kann Kindern ebenso zu schaffen machen wie Erwachsenen. Sie äußert sich in Kummer, Angst, Schlaflosigkeit, Aggressivität oder anderen Verhaltensauffälligkeiten und kann die Ursache für zahlreiche körperliche Erkrankungen sein.

Weitere häufige Beschwerden

Viele seelische Probleme können mit homöopathischen Arzneien ursächlich behandelt werden, indem sie die Stärkung der eigenen Lebenskraft fördern und so dem Kind ermöglichen, sich auf konstruktive Weise mit einer Situation auseinanderzusetzen, der es sich vorher nicht gewachsen fühlte. Doch auch die homöopathische Behandlung allein reicht nicht aus – immer müssen alle Umstände in Betracht gezogen werden, die an der seelischen Not des Kindes beteiligt sind.

Heimweh

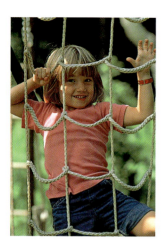

Seelische Not ist meist an Verhaltensauffälligkeiten zu erkennen.

Unter Heimweh leiden vor allem Kinder, die noch die schützende Umgebung ihres Zuhause mit Mutter, Vater, Geschwistern und Freunden brauchen. Durch Kummer, Angst, Schlaflosigkeit, Quengeln, Weinerlichkeit, Appetitlosigkeit oder allgemeine Verweigerung drückt sich ihr Heimweh aus. Mit Hilfe des passenden homöopathischen Mittels kann sich das Selbstwertgefühl des Kindes stabilisieren, und es kann sich der neuen Umgebung, neuen Menschen und neuen Abenteuern positiv zuwenden.

Die passenden homöopathischen Mittel
Dosierung für alle folgenden Mittel:

Dosierung

Zur Vorbeugung: Fünf Tage vorher 2mal täglich 5 Globuli.
Im akuten Fall: 3mal je 5 Globuli im Abstand von einer Stunde. Dann vier Stunden abwarten. Weiter bei Bedarf bis zu 3mal täglich je 5 Globuli.

Auffallend rote Wangen

Capsicum D12 Ihr Kind leidet unter schlimmstem Heimweh. Es ist zutiefst traurig, wirkt benommen und wie in einer anderen Welt. Es kann nicht schlafen. Gleichzeitig kann auch leichtes Halsweh auftreten. Ihr Kind neigt zu Übergewicht, es wirkt leicht pummelig.

Überempfindlich, launenhaft, schnell beleidigt

Ignatia D12 Im allgemeinen ist Ihr Kind überempfindlich, leicht erregbar und schnell beleidigt, manchmal romantisch-überschwenglich, launenhaft und unbeständig in seinen Gefühlen. Jetzt, da es Heimweh hat, zieht es sich mit seinem Kummer zurück. Es wirkt sehr angespannt, bis sich sein Leidensdruck schließlich durch hysterisches Schluchzen Luft macht. Ein Kloßgefühl im Hals oder Druck auf der Brust sind Zeichen seiner Angst. Ihr Kind weiß selbst nicht, wie ihm zumute ist, denn eigentlich verreist es gerne und fühlt sich wohl, wenn es neue Eindrücke sammeln kann. Jetzt können seine widersprüchlichen Gefühle es selbst, aber auch andere sehr verwirren.

Mercurius solubilis D12 Auf alle Veränderungen in seiner Umgebung reagiert Ihr sensibles Kind empfindlich. Seine intensive Gefühlswelt gibt es nur selten preis, seine vorsichtige, mißtrauisch-skeptisch abwartende Haltung kann es erst dann aufgeben, wenn es sich tief im Innern verstanden fühlt. Sein sicheres Zuhause bedeuten ihm schützende Wände, weshalb es schon nach wenigen Tagen wieder dorthin zurück will. Immer wieder brechen seine verborgenen Gefühle unerwartet und impulsiv hervor. Viele seiner Beschwerden sind nachts schlimmer, es kann nicht schlafen, ist unruhig. Begleitende Symptome können sein: Nächtlicher, klebriger Schweiß, Speichelfluß, der das Kopfkisssen feucht macht, und Mundgeruch. Das Kind wirkt ernst und ist blaß.

Das Heimweh ist in der Nacht am stärksten

Acidum phosphoricum D12 Ihr Kind wird vom Heimweh niedergedrückt. Es hat keinen Appetit mehr, wirkt apathisch und will in Ruhe gelassen werden. Es liegt nur noch herum und will Fernsehen schauen.

Das Kind hat stets Angst, zu kurz zu kommen. So werden Aggressionen verständlich.

Eifersucht

Ein häufiges Problem unter Geschwistern, aber auch unter Freunden, ist die Eifersucht. Der Grund für Eifersucht ist das Gefühl, nicht genug zu bekommen, nicht genug Süßigkeiten oder Spielsachen, nicht genug Aufmerksamkeit und Liebe. Dem Kind mangelt es also an Selbstsicherheit, aus der heraus es sich leichter mit anderen teilen läßt. Was aber fehlt ihm, daß es Angst haben muß, nicht der erste, der beste, der am meisten Geliebte zu sein? Mit dieser Frage wird deutlich, daß eine homöopathische Arznei zwar das

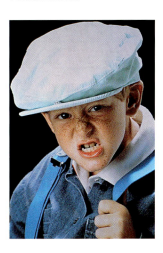

Selbstwertgefühl des Kindes stärken, nicht aber die Ursache für die Eifersucht beheben kann.

Die passenden homöopathischen Mittel

Dosierung

Dosierung für alle folgenden Mittel: 1mal täglich 5 Globuli, zwei Wochen lang.
Danach sollte eine Besserung sichtbar sein.Bei Bedarf die Behandlung weitere zwei Wochen fortsetzen.

Zänkisch, streitsüchtig, neidisch und besitzergreifend

Lachesis D12 Sie haben ein neugieriges Kind, das ständig Fragen stellt, dauernd erzählt oder singt. Es braucht viel Aufmerksamkeit und steht gern im Mittelpunkt. Es kann aber auch schüchtern wirken und dabei aus Frustration sehr zänkisch und streitsüchtig sein. Seine herausragende Eigenschaft ist der Neid auf alles und jeden. Mit Argusaugen wacht es darüber, nicht zu kurz zu kommen.
Ihr Kind ist sehr besitzergreifend und am liebsten bei den Menschen, die ihm ihre volle Aufmerksamkeit schenken. Wenn etwa Freunde anstatt mit ihm auch einmal mit anderen spielen, wird es sofort eifersüchtig. Mit seinen Wutanfällen kann es den Familienfrieden unerträglich belasten.

Fühlt sich verlassen und mutterseelenallein

Pulsatilla D12 Seitdem Ihr Kind weiß, daß es ein Geschwisterchen bekommt, reagiert es darauf mit Eifersucht. Mehr und mehr empfindet es den runder werdenden Bauch der Mutter als Bedrohung. In seinem Selbstbewußtsein so leicht verletzbar, wähnt sich Ihr Kind bereits von Ihnen verlassen und mutterseelenallein auf der Welt. Es haßt dieses neue »Etwas«, schlägt vielleicht sogar auf den Bauch der schwangeren Mutter ein.
Gleichzeitig entwickelt es sich zurück in ein Stadium, als es selbst noch Baby war, redet die Babysprache und macht wieder das Bett naß. Ihr in »guten Tagen« sanftes, anhängliches Kind, das gerne und viel schmust, weint jetzt wegen jeder Kleinigkeit, reagiert störrisch, »zickig« und wird sehr launisch.

Nux vomica D12 Ihr ehrgeiziges Kind, das großen Wert auf seine schulischen und sportlichen Erfolge legt, ist schnell gereizt. Es fällt ihm äußerst schwer, einen Fehler zuzugeben oder einzugestehen, daß es im Unrecht war. Wenn es verliert, wird es sehr ärgerlich, es kann einfach nicht ertragen, daß andere besser sein könnten. Hat es das Gefühl, andere würden gar bevorzugt, wird es eifersüchtig und reagiert gereizt und wütend. Dann wird es heftig, grob und ausfallend oder verteilt Schläge. Sein Ärger schlägt Ihrem Kind schnell auf den Magen, so daß es häufig unter Magenschmerzen leidet.

Ihr Kind reagiert gereizt und wütend, dann wird es heftig, grob und ausfallend und verteilt Schläge

Schulangst, Lampenfieber

Vor besonderen Ereignissen etwas aufgeregt zu sein, ist völlig normal. Nur die wenigsten Kinder bleiben ruhig und gelassen, wenn sie ein Gedicht aufsagen, eine Klassenarbeit schreiben, an einem wichtigen Sportwettkampf oder an einer Schulaufführung teilnehmen sollen. In diesen Situationen läßt die Aufregung den Adrenalinspiegel im Blut ansteigen und kann sogar zu besonderen Leistungen befähigen. Nimmt die Angst jedoch überhand, gelingen die Aufgaben plötzlich kaum oder gar nicht mehr und/oder das Kind wird vor Angst und Aufregung krank.

Hilfe auf Dauer
Manche Kinder leiden so sehr unter Lampenfieber oder haben schon eine so große Angst vor der Schule entwickelt, daß sich eine Konstitutionsbehandlung empfiehlt, um ihr Selbstvertrauen zu stärken (Seite 7).

Die passenden homöopathischen Mittel
Dosierung für alle folgenden Mittel: Ab 3 Tage vor dem Ereignis 2mal täglich 5 Globuli. Am betreffenden Tag (etwa vor einer Prüfung): 3mal je 5 Globuli im Abstand von 30 Minuten.

Dosierung

Argentum nitricum D12 Selten kann Ihr Kind etwas ruhig und entspannt tun. Es sucht ständig nach einer Beschäftigung und kann nur schwer alleine sein. Vor einer Prüfung ist es äußerst angespannt und nervös, es

Leicht beeinflußbar und impulsiv, leidet unter vielerlei Ängsten

Weitere häufige Beschwerden

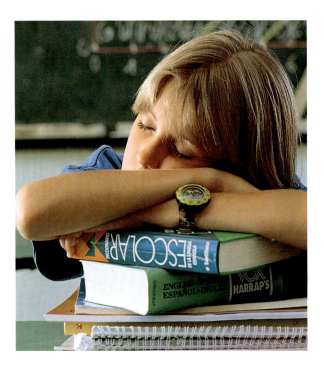

Ihr Kind fühlt sich besonders schwach und weiß nichts mehr

Ihr Kind begegnet allem Neuen mit ängstlicher Besorgtheit.

leidet sehr unter seinem Lampenfieber. Dabei können Harndrang, Durchfall oder Zittern auftreten.

Gelsemium D12 Schon die gedankliche Vorwegnahme eines zukünftigen Ereignisses kann die Beschwerden auslösen: Wegen der kommenden Klassenarbeit oder Prüfung, eines bevorstehenden Besuchs oder einer Reise zittert Ihr Kind vor Angst am ganzen Körper. Es legt sich hin, weil es sich so schwach fühlt. Vor lauter Angst bekommt es Durchfall oder muß ständig Wasser lassen. Es wirkt benommen und bringt kaum zwei Sätze heraus, oder aber es klagt, plötzlich gar nichts mehr zu wissen.

Lycopodium D12 Auf eine fremde Umgebung reagiert Ihr wenig selbstbewußtes Kind scheu und ängstlich. Dabei fällt seine skeptisch gerunzelte Stirn auf. Ihr Kind hat Angst, alleine zu sein. Wenn es in den Kindergarten oder in die Schule kommt, macht ihm das anfangs große Schwierigkeiten. Es erwartet geradezu, daß etwas schiefgehen oder etwas Schlimmes passieren könnte. Sein Lampenfieber, seine Schulangst rühren daher, daß es Angst hat, sich in irgendeiner Weise zu blamieren, und deshalb immer versucht, einen möglichst guten Eindruck zu hinterlassen. Nur in der Sicherheit seiner eigenen vier Wände oder bei jüngeren Spielkameraden kann Ihr Kind plötzlich sehr bestimmend werden. Dann neigt es dazu, mit seinem tyrannischen Verhalten jene zu drangsalieren, die sich das gefallen lassen.

Erste Hilfe im Notfall

Wunden
Spielenden, herumtollenden oder sporttreibenden Kindern fehlt in aller Regel die vorausschauende Vorsicht Erwachsener. So kommt es gerade in jungen Jahren immer wieder zu leichten Verletzungen. Wunden unterschiedlichster Art gehören sicherlich zu den häufigsten Blessuren. Offene Wunden sind infektionsgefährdet. Um dem gefährlichen Wundstarrkrampf vorzubeugen, sollten alle Kinder gegen Tetanus geimpft sein.

Suchen Sie Ihren Arzt auf
- wenn die Wunde stark blutet.
- wenn die Wunde sich entzündet, pocht und zu eitern beginnt.

■ **Zum Arzt**

Begleitende Maßnahmen
- Schürfwunden sind meistens verschmutzt und müssen vorsichtig gesäubert werden. Benutzen Sie dazu ein sauberes Baumwolltuch und Calendulalösung (siehe unten).
- Lassen Sie die Wunde, wenn möglich, an Luft und Sonne heilen.
- Decken Sie bei Infektionsgefahr durch Verschmutzung die Wunde mit einem sterilen Wundverband (Apotheke, Verbandskasten) ab, der zuvor in Calendulalösung angefeuchtet wurde.
- Wechseln Sie den Wundverband öfters, vor allem wenn die Wunde anfangs noch nässendes Wundsekret absondert.
- Entfernen Sie aus kleinen Stichwunden Splitter oder Dornen. Wenn Sie die Wunde zusammendrücken, fließt etwas Blut. So können Sie eine leichte Verschmutzung im Inneren reinigen.
- Pressen Sie bei einer kleinen Wunde die Wundränder drei Minuten gegeneinander; so bringen Sie die Blutung zum Stillstand.

Wundbehandlung auf einen Blick

Schürfwunde:	Verdünnte Calendula-Tinktur und *Arnica D12*
Prellung (von Schlag oder Stoß):	*Arnica D12*
Stichwunde (von Splitter oder Dorn):	*Ledum D12*
Platzwunde:	nach ärztlicher Versorgung zusätzlich *Arnica D12* und *Staphisagria D12*
Quetschung (von Finger oder Zeh):	*Hypericum D12*
Schnittwunde:	*Staphisagria D12*
Nasenbluten nach Nasenprellung:	*Arnica D12*
Schlag aufs Auge:	nach ärztlicher Untersuchung zusätzlich *Arnica D12*

Antiseptisch

Die passenden homöopathischen Mittel
Calendula-Tinktur wirkt antiseptisch und heilungsfördernd. Dosierung: 1 Teil Tinktur auf 9 Teile Wasser.

Unterstützt die Wundheilung

Arnica D12 Wichtigstes Mittel bei allen Bindegewebsverletzungen. Blutergüsse werden verhindert oder bleiben sehr klein. Wichtiges Mittel bei einem Verletzungsschock.
Dosierung: 5 Globuli alle 15 Minuten, 5mal. Danach alle 2 Stunden 5 Globuli. Am nächsten Tag noch 3mal 5 Globuli.
Dosierung für Nasenbluten: 5 Globuli alle 5 Minuten bis zu 5mal.

Bei heftigen Schmerzen

Chamomilla D12 Das Kind schreit wie am Spieß, schlägt um sich, will nicht angefaßt werden, ist außer sich. Man kann gar nicht glauben, daß so eine kleine Verletzung so weh tun kann!
Dosierung: 5 Globuli alle 5 Minuten 4mal. Bei Bedarf weiter in halbstündlichen Abständen.

Hypericum D12 Für Verletzungen besonders nervenreichen Gewebes wie Fingerkuppen und Zehen; meist handelt es sich dabei um Quetschungen.
Dosierung: 5 Globuli alle 5 Minuten bis zu 5mal. Bei Bedarf weiter in halb- bis stündlichem Abstand 5 Globuli.

Für Schmerzen, die trotz Arnica-Behandlung nach einer Stunde noch nicht besser wurden.

Ledum D12 Für Wunden, die kalt sind und gefühllos werden.
Dosierung: 5 Globuli alle 5 Minuten bis zu 5mal. Bei Bedarf weiter in halb- bis stündlichem Abstand 5 Globuli.

Für alle Stichverletzungen

Staphisagria D12 Wichtigstes Mittel bei allen Schnittverletzungen und Rißwunden. Kann auch nach chirurgischen Schnitten zu Schmerzlinderung und Heilung eingesetzt werden.
Dosierung: 5 Globuli alle 5 Minuten bis zu 5mal. Bei Bedarf weiter in halb bis stündlichem Abstand 5 Globuli.

Auch zur Schmerzlinderung

Verbrennungen, Verbrühungen oder Sonnenbrand
Leichte Verbrennungen/Verbrühungen verursachen Rötung und Schmerzen. Sind sie nicht größer als die Handfläche des Kindes, können Sie selbst einen Behandlungsversuch unternehmen.

Suchen Sie einen Arzt auf
- in allen anderen Fällen, wie auch bei Verbrennungen/Verbrühungen im Gesichtsbereich oder bei einem Säugling.
- bei Sonnenbrand bei einem Säugling.
- wenn bei Sonnenbrand Fieber und Kopfschmerzen auftreten.

■ **Zum Arzt**

Begleitende Maßnahmen
- Halten Sie die betroffenen Stellen unter fließendes Wasser, es sollte nicht eiskalt sein.
- Ebenso ist die Behandlung mit einer Essigauflage möglich: Legen Sie ein sauberes, in Essiglösung getränktes Baumwolltuch auf (Essig 1:5 mit Wasser verdünnen; keine Essigessenz). Wiederholen Sie die Behandlung, sobald die Schmerzen wiederkehren.

• Spülen Sie bei Verbrennungen im Mundbereich mit Essiglösung.

Die passenden homöopathischen Mittel
Bei Sonnenbrand
Cantharis D12 Brennende Schmerzen. Wichtigstes Mittel bei Verbrennungen – auch im Mundbereich. Dosierung: 5 Globuli alle 5 Minuten bis zu 5mal. Danach in Abständen von 15 Minuten bis zu einer Stunde je 5 Globuli.

Urtica urens D12 Anhaltende stechende Schmerzen. Dosierung: wie unter Cantharis.

Insektenstiche
Schon ein einziger Stich einer Biene oder eines anderen Insekts kann gefährlich werden. Manche Kinder haben heftige allergische Reaktionen.

Suchen Sie einen Arzt auf
Zum Arzt
• wenn das Kind in die Mundhöhle oder an den Hals gestochen wird
• wenn das Kind viele Stiche aufweist.

Begleitende Maßnahmen
• Ziehen Sie den Stachel einer Biene vorsichtig heraus; quetschen Sie dabei nicht den winzigen Giftbeutel am Stachel zusammen.
• Bei Stichen in der Mundhöhle spülen Sie mit kaltem Wasser; lassen Sie das Kind Eis lutschen bis zum Eintreffen beim Arzt.
• Wird der Stich mit eigenem Urin befeuchtet, werden Entzündung und Schmerz bald nachlassen.

Die passenden homöopathischen Mittel
Bei Bienen- und Wespenstichen
Apis D12 Heiße rote Schwellung, stechende Schmerzen. Sehr berührungsempfindlich. Kann bei allergischen Reaktionen begleitend zur ärztlichen Therapie eingesetzt werden.
Dosierung: 5 Globuli alle 5 Minuten bis zu 10mal. Danach weiter in mehrstündigen Abständen je 5 Globuli.

Ledum D12 Bei Bienen und Wespenstichen, wenn Apis nicht geholfen hat. Stechende Schmerzen mit dem Bedürfnis, den Stich zu kühlen.
Dosierung: 5 Globuli alle 5 bis 15 Minuten, je nach Intensität der Beschwerden. Bis zu 10mal wiederholen. Danach weiter in mehrstündigen Abständen je 5 Globuli.

Mittel der Wahl bei Mücken- und Bremsenstichen

Verstauchung und Verrenkung
Solche Beschwerden können bei allerlei sportlichen Aktivitäten auftreten, zum Beispiel, wenn Sie falsch auftreten und mit dem Fuß umknicken. Dabei werden Bänder und Sehnen, die die Gelenke zusammenhalten, überdehnt.
Suchen Sie Ihren Arzt auf
• wenn Schmerzen und Schwellung trotz Selbstbehandlung innerhalb eines Tages nicht nachlassen.

■ Zum Arzt

Begleitende Maßnahmen
• Stellen Sie die verletzten Glieder ruhig.
• Legen Sie kalte Kompressen mit 10 Tropfen Arnikatinktur auf.
• Legen Sie bei Knöchelverletzungen eine feste Bandage an.

Die passenden homöopathischen Mittel
Arnica D12 Wird als erstes Mittel gegeben gegen Schmerzen, Schwellung und Bluterguß.
Dosierung: 5 Globuli alle 15 Minuten, zwei Stunden lang.

Als erstes Mittel

Rhus toxicodendron D12 Wird als zweites Mittel gegeben, nachdem die Arnica-Einnahme beendet wurde. Wichtigstes Mittel für Verletzungen von Bändern und Sehnen.
Dosierung: Am ersten Tag 4mal 5 Globuli. Vom zweiten Tag an 3mal täglich 5 Globuli.

Als zweites Mittel

Ruta D12 Wird zusammen mit Rhus toxicodendron gegeben und wendet sich gegen mögliche Verletzungen der Knochenhaut.
Dosierung wie unter Rhus toxicodendron.

Für die Knochenhaut

Zum Nachschlagen

Verzeichnis der Arzneimittel

Homöopathische Mittel enthalten keine geheimnisvollen Inhaltsstoffe, sondern sind immer rein pflanzlicher, mineralischer oder tierischer Herkunft, die bereits im Namen dargelegt wird. Damit Sie sich informieren können, woher die von Ihnen eingenommene Arznei stammt, habe ich Ihnen die am häufigsten gebrauchten Mittel mit deutscher Bezeichnung und ihrem Herkunftsort zusammengestellt.

Wie schon bei der Beschreibung der Krankheiten sind jeweils die Arzneimittelbilder – die bei der Mittelwahl mit den Beschwerdenbildern übereinstimmen sollten (Seite 5) – bei den einzelnen Arzneien als Symptomenmuster aufgelistet, damit Sie sich versichern können, daß Sie das passende Homöopathikum auswählen.

Aconitum (Blauer Eisenhut) Herkunft: Bergregionen Mitteleuropas. Symptomenmuster: plötzliche, intensivste Beschwerden; heftig, rascher Krankheitsverlauf; Unruhe gesteigert bis zu Angst und Panik. Bewährt bei: akuten Entzündungen, Folgen von Schreck und Schock.

Apis (Honigbiene)
Herkunft: Europa und viele andere Länder. Symptomenmuster: brennende, stechende Schmerzen mit heißer, roter Schwellung; sehr berührungsempfindlich. Bewährt bei: akuten Entzündungszuständen und allergischen Reaktionen.

Arnica (Bergwohlverleih) Herkunft: Bergregionen Europas. Symptomenmuster: Gefühl des Zerschlagenseins, wie wund, will nicht berührt werden. Bewährt bei: körperlichen Verletzungen und seelischem Schock.

Argentum nitricum (Silbernitrat, Höllenstein) Herkunft: Akanthit (Mineral). Symptomenmuster: Furcht und Angst auf Grund übertriebener Vorstellungskraft; nervös, impulsiv und in Eile; warmblütig. Bewährt bei: Phobien, Lampenfieber, Erwartungsspannung.

Arsenicum album (Weißes Arsenik) Herkunft: Arsenopyrit. Symptomenmuster: furchtsam und ängstlich auf Grund tiefverwurzelter Unsicherheit; wählerisch, kritisch, zwanghaft; ruhelos, schwach, fröstelnd; mag nicht allein sein. Bewährt bei: Beschwerden mit brennenden Schmerzen, Verdauungsstörungen, Angstzuständen.

Acidum phosphoricum (Phosphorsäure) Herkunft: phosphorhaltige Mineralien. Symptomenmuster: Antriebsschwäche, Teilnahmslosigkeit, träge, sanft, nachgiebig; frieren, Appetitlosigkeit. Bewährt bei: Kummer, Lustlosigkeit, Wachstumsschmerzen.

Antimonium crudum (Schwarzer Spießglanz)
Herkunft: Grauspießglanzerz. Symptomenmuster: mürrisch, will weder angefaßt noch angesehen werden; weißbelegte Zunge, gerne Saures. Bewährt bei: Verdauungsbeschwerden.

Belladonna (Tollkirsche)
Herkunft: Waldgebiete in ganz Europa. Symptomenmuster: plötzlich und heftig einsetzende Beschwerden; Entzündungen mit Hitze, Röte und brennenden

oder klopfenden Schmerzen; heißer Kopf mit kalten Händen und Füßen; heftige Erregung. Bewährt bei: akuten, entzündlichen Zuständen.

Borax (Bor)
Herkunft: Spurenelement. Bewährt bei: Mundschwämmchen, Reisekrankheit.

Bryonia (Weiße Zaunrübe)
Herkunft: Süd- und Mitteleuropa. Symptomenmuster: langsam beginnende Beschwerden mit Schmerzen bei leichtester Bewegung, stechende Schmerzen; sehr trockene Schleimhäute, durstig; will seine Ruhe, ist gereizt, mißmutig und matt. Bewährt bei: grippalem Infekt, Husten, Übelkeit, Erbrechen, Durchfall.

Calcium carbonicum (Austernschalenkalk)
Herkunft: innere weiße Schicht der Austernschale. Symptomenmuster: ruhig, furchtsam, eigensinnig; Schweiß bei der geringsten Anstrengung, übergewichtig, träge; Laufen, Sprechen und Zahnen spät; Kopfschweiß beim Schlafen, zuweilen säuerlich. Bewährt bei der Konstitutionsbehandlung, wird weniger für akute Beschwerden eingesetzt.

Calcium phosporicum (Calciumhydrogencarbonat) Herkunft: chemisches Produkt aus Calciumhydroxid und verdünnter Phosphorsäure. Symptomenmuster: Unzufrieden, gereizt, gelangweilt; braucht ständig Abwechslung und viel Zuwendung. Verlangsamtes Wachstum. Zahnungsbeschwerden. Wachstumsschmerzen. Schulkopfschmerzen. Mag geräucherte Nahrungsmittel, verträgt keine Milch.

Calendula (Ringelblume)
Herkunft: Gartenpflanze, Europa. Bewährt bei: Desinfektion und schnellere Wundheilung. Auch als Gurgelmittel bei Mundgeschwüren und zur Blutstillung nach Zahnextraktionen.

Cantharis (Spanische Fliege)
Herkunft: vor allem Südfrankreich und Spanien. Symptomenmuster: Entzündungserscheinungen mit brennenden, stechenden Schmerzen; starker Harndrang. Bewährt bei: Harnwegs- und Blasenentzündung, Verbrennungen.

Capsicum (Spanischer Pfeffer)
Herkunft: Südeuropa. Bewährt bei: Heimweh.

Causticum (Hahnemanns Ätzstoff)
Herkunft: frisch gebrannter Kalk und Kaliumhydrogensulfat. Bewährt bei: Schwäche und Lähmung von Nerven und Muskulatur.

Cepa (Rote Zwiebel – früher *Allium cepa*)
Herkunft: ursprünglich aus Asien, heute überall als Küchenzwiebel angebaut. Symptomenmuster: scharfe, wäßrige Absonderungen aus der Nase, brennende Augen, milder Tränenfluß, Benommenheit bei beginnendem Schnupfen. Bewährt bei: Schnupfen.

Chamomilla (Echte Kamille)
Herkunft: Europa, Asien. Symptomenmuster: reizbar, ärgerlich, jähzornig; ist außer sich, schreit wütend, wenn es seinen Willen nicht bekommt, schlägt, muß umhergetragen werden; heiß und schwitzend. Bewährt bei: Schmerz und Entzündungszuständen bei Kindern.

Cina (Wurmsamen)
Herkunft: Kirgisische Steppe. Bewährt bei: überempfindlichen, reizbaren Kindern, die weder angesehen noch berührt werden wollen. Verweigerungshaltung, ständig schlecht gelaunt.

Cocculus (Kockelskörner)
Herkunft: Ceylon, Indien. Bewährt bei: Reisekrankheit. Geeignet für Eltern, die schon wochen- oder monatelang durch ihr Kind nachts wachgehalten werden und langsam am Rande ihrer Kräfte sind (Folgen von Schlafmangel, Sorgen, Krankenpflege).

Colocynthis (Koloquinte)
Herkunft: Kürbisfrucht aus Steppen und Wüstenregionen. Symptomenmuster: kolikartige und neuralgische Schmerzen; Folgen heftiger Verärgerung und Kränkung; besser durch Wärme, Druck, Zusammenkrümmen. Bewährt bei: Bauchkrämpfen, Blähungskoliken.

Drosera (Sonnentau)
Herkunft: weltweit verbreitete Planze. Symptomenmuster: heftig, krampfartiger, tiefer heiserer, hohl oder bellender Husten. Kitzeln im Hals. Schlimmer nachts. Bewährt bei: Husten.

Dulcamara (Bittersüß)
Herkunft: Europa, Asien. Symptomenmuster: hochempfindlich auf Kälte und Feuchtigkeit; Beschwerden nach Abkühlen, wenn erhitzt; sehr fröstelig. Bewährt bei: Schnupfen, Blasenentzündung, Kopfgrind.

Euphrasia (Augentrost)
Herkunft: Wildblume aus Europa oder USA. Symptomenmuster: brennende, stechende, tränende Augen. Bewährt bei: Schnupfen, Bindehautentzündung.

Ferrum phosphoricum (Ferriphosphat)
Herkunft: Eisenphosphat, das in Blaueisenerz enthalten ist. Symptomenmuster: frühes Entzündungsstadium ohne weitere deutliche Symptomatik; Gesicht wechselt schnell die Farbe. Bewährt bei: grippalem Infekt, Ohrentzündung.

Gelsemium (Gelber Jasmin)
Herkunft: Nord- und Mittelamerika. Symptomenmuster: Schwäche, Schwere, zittrig, schwindlig, Schüttelfrost, durstlos; benommenmachende Ängstlichkeit, dumpfes Gefühl im Kopf. Bewährt bei: grippalem Infekt, Lampenfieber.

Graphites (Reißblei)
Herkunft: Sri Lanka, Mexico, Kanada, USA. Symptomenmuster: nässendes Ekzem mit honigartiger Absonderung; ängstlich, unschlüssig, langsamer Denker; fröstelig, übergewichtig; pessimistisch, faul, wenig Ausdauer. Bewährt bei: Hautbeschweren, Magengeschwüren.

Hepar sulfuris (Kalkschwefelleber)
Herkunft: Erhitzung von pulverisiertem Austernschalenkalk und Schwefelblume. Symptomenmuster: sehr fröstelig, verträgt nicht die geringste Kälte, keinen Druck, keine Berührung; reizbar unsicher, schutzbedürftig; Ausdünstungen riechen säuerlich oder käsig; stechende, splitterartige Schmerzen. Bewährt bei: Erkältungen, Mandelentzündungen, eitrigen Prozessen.

Ignatia (Ignatius-Bohne)
Herkunft: Ostindien, China, Philippinen. Symptomenmuster: empfindsam, unausgeglichen, verkrampft, überspannt, hysterisch; traurig, verzagt, seufzend, zurückgezogen; Folgen von Kummer und Enttäuschung, Schreck, Tadel und Scham; kritisch, Widerspruchsgeist, voller Ideale; schnell wechselndes Befinden; krampfartige Beschwerden, Zuckungen. Bewährt bei: einer Vielzahl psychsomatischer Beschwerden.

Ipecacuanha (Brechwurzel)
Herkunft: Tropische Regenwälder Süd- und Zentralamerikas. Symptomenmuster: anhaltende Übelkeit mit oder ohne Erbrechen; nicht leichter nach Erbrechen; saubere, höchstens leicht belegte Zunge. Bewährt bei: Verdauungsbeschwerden, Beschwerden der Atmungsorgane.

Kalium bichromicum (Kaliumbichromat)
Herkunft: Lösung von gelbem Kaliumchromat. Symptomenmuster: dicker, zäher Schleim, der Fäden zieht; fröstelig. Bewährt bei: Beschweren der Luftwege, des Rachens und des Magens, Nebenhöhlenentzündung.

Kalium phosphoricum (Kaliumhydrogenphosphat) Herkunft: chemisches Produkt aus verdünnter Phosphorsäure und gelöstem Kaliumkarbonat. Symptomenmuster: sehr nervös, errötet schnell, geistig und körperlich erschöpft. Reizbar und grob, wenn schwach. Fröstelig. Neigt zu Kopfschweiß. Die geringste Anstrengung verschlimmert das Befinden.

Lachesis (Buschmeisterschlange)
Herkunft: Südamerika. Symptomenmuster: empfindlich gegen Berührung oder Kleiderdruck, vor allem am Hals; scharfzüngig, witzig geistreich, überaktiver Geist, redselig, mißtrauisch, eifersüchtig. Bewährt bei: Herz-Kreislaufbeschwerden, Störungen der weiblichen Gesundheit und des Nervensystems, Halsschmerzen.

Ledum (Sumpfporst)
Herkunft: Moor- und Sumpflandschaften. Symptomenmuster: kalte Umschläge bessern. Bewährt bei: Rheuma, Gicht, Stichverletzungen.

Lycopodium (Bärlapp)
Herkunft: Sporen, Bergregionen und Wälder. Symptomenmuster: schüchtern, unsicher, herrschsüchtig, skeptisch, ängstlich, heikel; aufgeblähter Bauch, kann nichts Enges am Bauch vertragen, schnell satt. Bewährt bei: Verdaungsstörungen, Nieren-Blasenbeschwerden, emotionalen Beschwerden.

Magnesium phosphoricum (phosphorsaures Magnesium)
Herkunft: Chemische Produkt aus Magnesiumphosphat und Natriumphosphat. Bewährt bei: Nerven- und Muskelbeschwerden.

Marum verum (Katzengamander – früher *Teucrium*)
Herkunft: weltweit. Bewährt bei: Polypen, Schnupfen, Würmern.

Mercurius solubilis (Quecksilber nach Hahnemann)
Herkunft: Zinnober aus Spanien, Italien, Peru. Symptomenmuster: verschlossen,

unzufrieden, reizbar; starke Speichelbildung, vor allem nachts; Mundgeruch, übelriechender Schweiß, nächtliche Verschlimmerung vieler Beschwerden. Bewährt bei: Beschwerden von Hals, Mund und Drüsen.

Mezereum (Seidelbast)
Herkunft: Europa: Bewährt bei: Hauterkrankungen, Neuralgien, Windpocken.

Natrium chloratum (Kochsalz – früher *Natrium muriaticum*)
Herkunft: Steinsalz aus verschiedenen Teilen der Welt. Symptomenmuster: empfindlich, schnell verletzt, ernsthaft, verschlossen, verantwortungsbewußt, grübelt, ordentlich, mag kein Aufhebens um seine Person. Verträgt keine Hitze, vor allem Sonnenhitze. Bewährt bei: Seelischen Beschwerden; Schnupfen, Verstopfung, Hitzepickel, Lippenherpes.

Nux vomica (Brechnuß)
Herkunft: Indien, China, Thailand. Symptomenmuster: nervös, reizbar, ehrgeizig, unruhig, haßt Widerspruch, böswillig, Wutanfälle, neidisch, Morgenmuffel, häufig Bauchschmerzen, Verstopfung. Bewährt bei: Überempfindlichkeit, Reizbarkeit, Verdauungsstörungen.

Petroleum (Steinöl)
Herkunft: Fossile Lagerstätten. Bewährt bei: Hautbeschwerden (Ekzeme, Risse), Reisekrankheit.

Phosphorus (Gelber Phosphor)
Herkunft: Phosphatminen. Symptomenmuster: herzlich, mitfühlend, offen, beeindruckbar, ängstlich, vor allem im Dunkeln; mag nicht allein sein, möchte beliebt sein; phantasiereich, flatterig, nervös; großer Durst, liebt Eiskaltes. Bewährt bei: seelischen Beschwerden, Nasenbluten, Durchblutungsstörungen, Verdauungsstörungen, Atemwegsbeschwerden.

Phytolacca (Kermesbeere)
Herkunft: Nordamerika. Bewährt bei: Drüsenbeschwerden wie Brustdrüsenentzündungen, Geschwulsterkrankungen der Brüste, Kehlkopf- und Mandelentzündung.

Podophyllum (Entenfuß)
Herkunft: Pflanze, Nordamerika. Bewährt bei: Magendarmbeschwerden, Zahnungsbeschwerden.

Pulsatilla (Küchenschelle)
Herkunft: Naturstandorte auf kalkhaltigen Böden in Deutschland, Rußland, Skandinavien. Symptomenmuster: gefühlsbetont, anhänglich, tränenreich, herzlich, fröhlich, auch sehr schüchtern; braucht viel Zuneigung, fühlt sich schnell verlassen; verträgt keine Hitze, fühlt sich immer besser an der frischen Luft. Bewährt bei: grippalem Infekt, Masern, Windpocken, Mumps, Magen-Darm-Beschwerden, Eifersucht, Bindehautentzündung, Blasenentzündung.

Rheum (Rhabarber)
Herkunft: China. Bewährt bei: Zahnungsbeschwerden.

Rhus toxicodendron (Giftsumach)
Herkunft: Nordamerika. Symptomenmuster: schlimmer durch Einfluß von Nässe und Kälte; Besserung der Beschwerden durch fortgesetzte Bewegung und Wärme; ist ruhelos, fühlt sich

steif. Bewährt bei: Beschwerden von Muskeln und Gelenken, grippalem Infekt, Windpocken, Mumps, Hauterkrankungen.

Rumex (Krauser Ampfer)
Herkunft: Europa, Nordamerika. Bewährt bei: Husten.

Ruta (Weinraute)
Herkunft: Südeuropa. Bewährt bei: Prellungen der Knochenhaut , Verstauchung, Überanstrengung der Augen.

Sabadilla (Läusekörner)
Herkunft: Mexico, Venezuela. Bewährt bei: Schnupfen, Heuschnupfen mit krampfartigen Niesanfällen und laufender, juckender Nase; Wurmbefall.

Sambucus (Holunder)
Herkunft: Europa. Bewährt bei: Säuglingsschnupfen.

Sarsaparilla (Sarsaparillawurzel)
Herkunft: Mittelamerika und Mexico. Bewährt bei: Blasenentzündung.

Spigelia (Wurmkraut)
Herkunft: Mittel- und Südamerika. Bewährt bei: Migräne, Neuralgien Herzbeschwerden.

Staphisagria (Stephanskraut)
Herkunft: Südeuropa und Asien. Symptomenmuster: nachgiebig, mild, schüchtern, romantisch, sexuell sehr erregbar. Beschwerden durch Grobheiten anderer, unterdrückte Gefühle, vor allem Wut. Bewährt bei: seelischen Beschwerden; Neuralgien Blasenentzündung. Gerstenkörner. Operationen, Schnittverletzungen.

Sulfur (Schwefel)
Herkunft: Schwefellager in der Nähe von Vulkanen und heißen Quellen. Symptomenmuster: neugierig, phantasievoll, ichbezogen, will im Mittelpunkt stehen, Aufschneider; faul, bequem, unordentlich, Schmutzfink, macht nur, was er will, warmblütig. Bewährt bei: Ekzemen, Verdauungsstörungen, Antriebsmangel, Windpocken, Wundsein, Kopfgrind.

Tabacum (Tabak)
Herkunft: USA, Südamerika. Symptomenmuster: Übelkeit und Erbrechen mit kaltem Schweiß und totblassem Gesicht. Benommenheit. Schwindel. Plötzliches Auftreten der Beschwerden. Schlimmer durch Bewegung, besser in frischer Luft.

Tartarus stibiatus (Brechweinstein – früher *Antimonium tartaricum*)
Herkunft: industrielle Herstellung. Bewährt bei: Husten.

Urtica urens (Brennessel)
Herkunft: weltweit. Bewährt bei: stechenden brennenden Hautbeschwerden, Nesselausschlag, Verbrennungen, Insektenstichen, Hautausschlägen nach Genuß von Schalentieren.

Adressen, die weiterhelfen
Unter folgenden Adressen erhalten Sie Auskunft über Homöopathen, die nach den Methoden der klassischen Homöopathie behandeln:

Homöopathie-Forum
Organisation klassisch homöopathisch arbeitender Heilpraktiker e.V.,
Grubmühler Feldstraße 14a,
82131 Gauting bei München

Deutsche Gesellschaft für klassische Homöopathie (DGKH),
Grundtvigstraße 39,
33330 Gütersloh

Deutsche Homöopathie-Union (DHU),
Postfach 41 02 40
76202 Karlsruhe

Deutscher Zentralverein Homöopathischer Ärzte
c/o Dr. Heinrich Kuhn,
Alte Steige 3,
72213 Altensteig

Österreich
Ärztegesellschaft für Klassische Homöopathie,
Dr. Dietmar Payrhuber,
Griesgasse 2,
A-5020 Salzburg

Schweiz
Verband Klassischer Homöopathen,
Postfach 625, CH 8030 Zürich
Homöopathischer Ärzteverein,
Termer Weg 21, CH 3900 Brig-Glis

Neurodermitis-Selbsthilfegruppen
Deutscher Neurodermitiker Bund e.V.
Spaldingstraße 210
20097 Hamburg
Bundesverband Neurodermitiskranker in Deutschland e.V., Sabelstraße 39,
56154 Boppard

Bücher, die weiterhelfen
Flade, Dr. med. Sigrid: *Allergien natürlich behandeln; Nahrungsmittel-Allergie natürlich behandeln; Neurodermitis natürlich behandeln;*
Gräfe und Unzer Verlag, München
Rau, Josef: *Klassische Homöopathie;* W. Jopp Verlag, Wiesbaden
Sommer, Sven: Gu Kompaß *Homöopathie;* Gräfe und Unzer Verlag, München
Stellmann, Dr. med. H. Michael: *Kinderkrankheiten natürlich behandeln;* Gräfe und Unzer Verlag, München
Stumpf, Werner: *Der große GU Ratgeber Homöopathie;* Gräfe und Unzer Verlag, München
Ullman, Dana: *Homöopathie;* Scherz Verlag, Bern/München
Vithoulkas, Georgos: *Medizin der Zukunft;* Wenderoth Verlag, Kassel
Vithoulkas, Georgos: *Die wissenschaftliche Homöopathie;* Burgdorf Verlag, Göttingen

Homöopathische Haus- und Reiseapotheke
Wählen Sie die für Sie richtigen Mittel aus; Ihr Apotheker stellt Ihnen Ihre Haus- und Reiseapotheke sicher gerne zusammen. Am besten aufbewahren und transportieren lassen sich die Mittel in einer Ledertasche (Größe nach Wahl) mit kleinen Glaszylindern für die Globuli.

Sachregister

Abwehrschwäche 28
Acidum phosphoricum 86
Aconitum 14, 18, 23, 27, 29, 58, 66, 86
Alkoholgehalt 10
Allopathie 4
Angina 22
Anis-Tee 33
Antimonium crudum 61, 86
Antitussiva 28
Apis 24, 51, 54, 67, 84, 86
Argentum nitricum 42, 79, 86
Arnica 82, 85, 86
Arsenicum album 18, 38, 41, 51, 86
Arznei-Einnahme 9
Arzneimittel 86
Arzneimittelbild 5, 7
Arzneimittelwahl 7
Augenbindehaut 66

Bauchkrämpfe 33
Bauchspeicheldrüsenentzündung 63
Belladonna 14, 23, 27, 29, 54, 58, 63, 67, 74, 86
Beschwerdenbild 7, 9
Bettnässen 65
Bindehautentzündung 66
Blähungskolik 33
Blasenentzündung 67
Blinddarmentzündung 34, 37, 42
Borax 49, 87
Borax 73
Bronchialasthma 28
Bronchitits, akute 28
Bryonia 15, 29, 41, 59, 87

Calcium carbonicum 43, 46, 87
Calcium phosphoricum 91
Calendula 46, 48, 82, 87
Candida albicans 47, 49
Cantharis 70, 83, 87
Capsicum 76, 87

Causticum 30, 87
Cepa 18, 87
Chamomilla 15, 27, 34, 48, 75, 82, 87
Cina 75, 87
Cinnabaris 21
Cocculus 73, 87
Colocynthis 34, 42, 88

Darmverschluß 34, 36, 42
Dermatitis, seborrhoische 45
Dosierung 8
Drosera 30, 88
Dulcamara 19, 46, 70, 88
Durchfall 39, 80

Eifersucht 77
Enzephalitis 13, 14, 57
Erbrechen 35
Erkältung, akute fieberhafte 13
Erkältung, leichte 13
Erkältungshusten 28
Erkältungskrankheiten 12, 25
Ernährungsfehler 40
Erste Hilfe 81
Erstverschlimmerung 9
Essigauflage 83
Euphrasia 18, 59, 67, 88
Eustachische Röhre 25

Fenchel-Tee 33
Ferrum phosphoricum 16, 27, 88
Fieber, rheumatisches 13, 14
Fieberfrost 15
Flüssigkeitsverlust 39

Gaumenmandeln 22
Gehirnentzündung 13, 14, 57
Gelsemium 16, 59, 80, 88
Globuli 8, 10
Graphites 46, 88
Grippaler Infekt 13

Hahnemann, Samuel 4, 6
Halsschmerzen 22
Harnwegsinfektion 67
Haut 44
Hefepilze 47, 49
Heilreaktion 9
Heimweh 76
Hepar sulfuris 21, 25, 30, 54, 55, 88
Herpes labialis 53
Hirnhautentzündung 13, 14, 25, 26, 36, 63
Hitzepickel 52
Hodenentzündung 63
Homöopathie 4
Homöopathika 5
Husten 28
Hypericum 82

Ignatia 39, 77, 88
Immunsystem 12
Inhalation 17
Insektenstiche 84
Ipecacuanha 31, 38, 88

Jaborandi 64

Kalium bichromicum 21, 89
Kalium chloratum 50
Kalium phosphoricum 91
Kamillendampf 13, 20
Konjunktivitis 66
Konstitution 6
Konstitutionsbehandlung 7
Kopfgrind 45
Kopfschmerzen 70
Körpertemperatur 13
Kortison 45
Krankheitsreiz 6

Laboruntersuchungen 6
Lachesis 24, 64, 78, 89
Lampenfieber 79
Ledum 82, 84, 89

Lippenherpes 53
Lycopodium 19, 35, 43, 80, 89

Magnesium phosphoricum 35, 89
Mandelentzündung 6, 22
Masern 13, 57
Mastoid 25
Meningitis 13, 14, 25, 26, 36, 63
Mercurius solubilis 50, 64, 75, 77, 89
Mezereum 61, 89
Migräne 70
Mittel-Wechsel 9
Mittelohrentzündung 22, 25, 26, 57, 58
Mittelwahl 5, 7, 11
Mumps 13, 62
Mundschleimhautflora 49
Mundschwämmchen 49

Nabelkolik 33
Nackensteifigkeit 26
Nagelfalzentzündung 54
Nahrungsmittelunverträglichkeit 39
Nasentropfen 17
Natrium chloratum 18, 43, 51, 52, 53, 89
Nebenhöhlen 20
Nebenhöhlenentzündung 17, 20, 71
Nesselfieber 50
Nesselsucht 50
Nierenentzündung 69
Nux vomica 16, 18, 19, 35, 38, 43, 70, 78, 89

Ohrentzündung, akute 25
Ohrtrompete 25, 71
Otitis media 25

Panaritium 54
Petroleum 73, 90
Phosphorus 90
Phytolacca 24, 64, 90
Podophyllum 75, 90
Polypen 71

Potenzbezeichnungen 5
Potenzierung 5
Pseudokrupp 28
Pulsatilla 16, 19, 27, 31, 38, 41, 59, 62, 64, 67, 70, 79, 90

Quaddeln 50

Rachenmandeln 71
Reisekrankheit 72
Rheum 75, 90
Rhus toxicodendron 17, 49, 51, 52, 53, 61, 64, 85, 90
Rumex 30, 90
Ruta 85, 90

Sabadilla 90
Salbei-Tee 23
Salmonellen-Infektion 40
Sambucus 19, 90
Sarsaparilla 69, 90
Scharlach 13
Schnupfen 17
Schulangst 79
Schweißfriesel 52
seborrhoische Dermatitis 45
seelische Not 65, 75
Selbstbehandlung 7, 9, 10
Selbstheilungskräfte 4, 9
Sinusitis 17, 20
Sonnenbrand 83
Soor 49
Spigelia 90
Staphisagria 91
Sulfur 47, 48, 61, 91
Symptomensammlung 5

Tabacum 73, 91
Tartarus stibiatus 31, 91
Tituration 10
Trägersubstanz 6
Tube 25
Tubenkatarrh 25, 26

Übelkeit 35
Umlauf 54
Unverträglichkeitsreaktion 10
Urtica urens 51, 83, 91
Urticaria 50

Verbrennungen 83
Verbrühungen 83
Verdauungsrhythmus 42
Verdauungsstörungen 32
Verrenkungen 84
Verstauchung 84
Verstopfung 42

Warzen 55
Windeldermatitis 47
Windpocken 60
Wunden 81
Wundsein 47
Würmer 39

Zahnungsbeschwerden 39, 74
Ziegenpeter 62

Wichtiger Hinweis

In diesem GU Ratgeber ist die homöopathische Behandlung von Beschwerden, wie sie bei Kindern häufig auftreten, laienverständlich dargestellt.

Die in diesem Buch vertretenen Auffassungen in bezug auf Krankheiten und ihre Behandlung unterscheiden sich gelegentlich von jenen der allgemein anerkannten medizinischen Wissenschaft (Schulmedizin).

Jeder Leser ist aufgefordert, in eigener Verantwortung zu entscheiden, ob und inwieweit die Homöopathie bei der Behandlung eines erkrankten Kindes für ihn eine Alternative zur Schulmedizin ist, oder ob er bei einem Kind Homöopathie als Ergänzung zur Schulmedizin anwenden will.

Beachten Sie unbedingt die mit »Zum Arzt« gekennzeichneten Hinweise zu einzelnen Beschwerden sowie die jeweils ausgewiesenen Grenzen der Selbstbehandlung. Auch wenn Sie sich über Schwere und Verlauf einer Erkrankung bei einem Kind nicht sicher sind, müssen Sie den Arzt hinzuziehen.

Dank

Die homöopathische Behandlung von Kindern ist wesentlicher Teil meiner täglichen Arbeit – und es ist eine dankbare Aufgabe. Deshalb hat mir die Erarbeitung dieses Ratgebers sehr viel Freude gemacht. Besonders schön allerdings ist es, daß meine Frau Cathrin, die als klassische Homöopathin arbeitet, Anteil an der Buchentstehung hatte. Gemeinsame Arbeit und Diskussion brachten uns Seite für Seite weiter. Ich danke ihr sehr für ihr selbstloses Engagement.

Redaktionsleitung:
Doris Birk
Redaktion:
Reinhard Brendli (Neuausgabe)
Doris Schimmelpfennig-Funke (Originalausgabe)
Lektorat:
Dr. Maren Killmann
Bildredaktion:
Christine Majcen-Kohl
Umschlaggestaltung:
independent Medien-Design
Innenlayout:
Heinz Kraxenberger
Produktion:
Petra Roth
Satz:
Johannes Kojer
Repro Umschlag:
MXM GmbH
Repro Innenteil:
Fotolito Longo
Druck und Bindung:
Appl, Wemding

ISBN 3-7742-3437-X

Auflage 5. 4. 3. 2. 1.
Jahr   04 03 02 01 00

Bildnachweis:
Aléte: Seite 11, 32, 36; Hermann Eisenbeiss: Seite 14, 16, 17, 29, 61; Ch. Grusa: Seite 8, 20, 25, 33, 45, 53, 56; Dr. Rupert Hochleitner: Seite 48, 52; Gudrun Kaiser: Seite 21, 37; Dieter Knapp: Titel, Seite 3, 4, 24, 64, 69, 73; Hans E. Laux: Seite 13, 49; Mauritius / AGE: Seite 80 / Frauke: Seite 2, 12 / Kupka: Seite 77 / Lacz: Seite 44 / Tom Rosenthal: Seite 76 / Zarember: Seite 65; Michael Nischke: Seite 5; Anna Peisl: Umschlagrückseite (links); Penaten: Seite 48; Sigrid Reinichs: U2, Seite 1, 15; Detlef Seidensticker: Seite 13; Silvestris / Layer: Seite 41 / Christophe Schneider: Seite 52; Stock Market / Paul Barton: Seite 68 / Rob Lewine: Seite 6; Werner Stumpf: Umschlagrückseite (rechts)

© 2000 Gräfe und Unzer GmbH
München
Überarbeitete Neuausgabe von *Homöopathie für Kinder,* Gräfe und Unzer Verlag GmbH, 1997, ISBN 3-7742-3724-7 (Erst-Ausgabe: 1994)
Alle Rechte vorbehalten. Nachdruck, auch auszugsweise, sowie Verbreitung durch Film, Funk und Fernsehen, durch fotomechanische Wiedergabe, Tonträger und Datenverarbeitungssysteme jeder Art nur mit schriftlicher Genehmigung des Verlages.

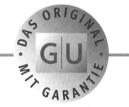

Das Original mit Garantie

Ihre Meinung ist uns wichtig. Deshalb möchten wir Ihre Kritik, gerne aber auch Ihr Lob erfahren, um als führender Ratgeberverlag für Sie noch besser zu werden. Darum: Schreiben Sie uns! Wir freuen uns auf Ihre Post und wünschen Ihnen viel Spaß mit Ihrem GU-Ratgeber.

Unsere Garantie: Sollte ein GU-Ratgeber einmal einen Fehler enthalten, schicken Sie uns bitte das Buch mit einem kleinen Hinweis und der Quittung innerhalb von sechs Monaten nach dem Kauf zurück. Wir tauschen Ihnen den GU-Ratgeber gegen einen anderen zum gleichen oder ähnlichen Thema um.

Ihr Gräfe und Unzer Verlag
Redaktion Gesundheit
Postfach 86 03 25
81630 München
Fax: 089/41981-113
e-mail: leserservice@
graefe-und-unzer.de